Le shiatsu

CHRIS JARMEY

Le shiatsu

Adapté par l'Atelier Brigitte Arnaud

Traduit de l'anglais
par Lise-Éliane Pomier

J'AI LU

Bienêtre

Introduction

Définition du shiatsu

Shiatsu est un mot japonais qui signifie littéralement « pression des doigts ». La pression des doigts, en effet, est le principal moyen utilisé pour appliquer le shiatsu à des fins de soulagement et de guérison. Cependant, le shiatsu est beaucoup plus que cela. Ses techniques impliquent l'usage des doigts, bien sûr, et en particulier des pouces, mais aussi de la paume des mains, des genoux, des avant-bras, des coudes et des pieds. De plus, dans la mesure où il se pratique au sol et non sur une table de travail, il oblige praticien et patient à porter une attention toute particulière à une position correcte et à l'équilibre du corps en général.

En matière de soulagement immédiat ou pour atténuer le stress, le shiatsu peut être appliqué par un praticien novice, qui pourra sans inconvénient aider un parent ou un ami à se détendre et à se sentir en meilleure forme. Il est évident toutefois que l'on tire le meilleur parti du shiatsu entre les mains expertes d'un spécialiste, lorsque celui-ci a acquis les qualités suivantes :

- la capacité à rester parfaitement calme et détendu et à choisir la bonne posture, quelle que soit la technique utilisée;
- la capacité à déceler au toucher le plus subtil changement dans l'énergie vitale du patient;
- la capacité à déterminer l'état général du patient en développant ses qualités d'empathie et en cultivant ses connaissances de la médecine orientale.

On peut donc définir le shiatsu comme une thérapie corporelle appliquée au niveau du sol avec un effort physique minimal de la part du praticien, et complétée au plan théorique par le recours à la médecine orientale. Il faut en général trois ans d'étude et de pratique pour atteindre un niveau professionnel de compétence, mais il suffit de quelques jours d'apprentissage pour en appliquer chez soi les principes essentiels.

Le shiatsu a pour finalité de soigner, mais avant tout de communiquer avec les autres et de leur offrir une aide par le biais du toucher. Il exige une grande sensibilité, aussi bien physique qu'émotionnelle. Il nécessite également une bonne aptitude à la réflexion.

Outre le mieux-être qu'il apporte à autrui, le shiatsu est une merveilleuse école de développement personnel. Il a pour effet de canaliser la pensée et de relier le corps et l'esprit de la même façon que le tai-chi, le yoga et la méditation sous toutes ses formes. C'est la raison pour laquelle il soigne, réconforte et développe aussi bien celui qui donne que celui qui reçoit. S'il est pratiqué dans les règles, le shiatsu n'a que des conséquences favorables. Chacun a tout à y gagner, et rien à perdre !

QUEL EST LE BUT DE CE LIVRE ?

J'ai écrit ce livre pour tous ceux qui se posent des questions sur le shiatsu, et pour tous ceux qui forment le projet d'y recourir pour eux-mêmes. Les praticiens débutants y trouveront aussi une foule d'informations utiles. Mon intention est de vous donner un aperçu des énormes possibilités du shiatsu et de tous les services qu'il peut vous rendre. Je vous expliquerai comment tirer le meilleur profit possible des traitements proposés, et je vous indiquerai quelques méthodes simples que vous pourrez mettre en pratique pour vous-même ou pour vos amis. Si vous lisez attentivement ce livre, vous accéderez facilement à la plupart des principes fondamentaux de la médecine orientale traditionnelle, qui constitue la base théorique du shiatsu, de l'acupuncture et de la phytothérapie chinoise. Ceux d'entre vous qui voudront approfondir leurs connaissances après cette lecture trouveront sans peine un certain nombre d'ouvrages plus détaillés sur le sujet.

RAPPEL HISTORIQUE

Bien que le terme « shiatsu » date des premières années du XXe siècle, les origines de cette technique de soin remontent aux sources mêmes de la médecine orientale traditionnelle. Plus précisément, on rencontre en Chine vers 530 av. J.-C., sous le nom de Tao-Yinn, une série d'exercices destinés à améliorer la santé et la perception sensorielle. Cette discipline comporte une série d'auto-massages et de pression des doigts en certains points clés du corps, destinés à éliminer les toxines et à rajeunir l'organisme. Le Tao-Yinn, devenu partie intégrante des pratiques de santé, gagne peu à peu la Corée et l'ensemble du Sud-Est asiatique, en même temps que les autres techniques chinoises.

Au Xe siècle de notre ère, la médecine chinoise avait pénétré le Japon, et c'est à peu près à cette époque que se développe une sorte de somme entre vibration des paumes, acupuncture et massage, connu sous le nom collectif de Anma et formant avec le Tao-Yinn un art composite assez proche du moderne shiatsu.

Au Japon, il y a trois à quatre cents ans, au cours de la période d'Edo, on exigeait des médecins qu'ils étudient l'Anma, de façon à se familiariser avec le corps humain, les parcours de l'énergie et les points de pression, afin d'être en mesure d'établir un diagnostic fiable et de s'orienter ensuite vers le traitement approprié, à savoir acupuncture, phytothérapie ou manipulation. Peu à peu, toutefois, l'Anma n'est plus utilisé que pour traiter de simples tensions musculaires. Au début du XXe siècle, son usage est limité au plaisir et au confort.

Cependant, certains spécialistes de l'Anma ne l'entendent pas de cette oreille. Ils baptisent leur art shiatsu, pour échapper à la réglementation restrictive qui frappe l'Anma. Au milieu des années 1950, le shiatsu est enfin reconnu comme une thérapie légitime par le gouvernement japonais.

Aujourd'hui, il est officiellement défini en ces termes par le ministère japonais de la Santé : « Le shiatsu est une forme de manipulation exercée à l'aide des pouces, des doigts et des paumes, sans recours à aucun instrument mécanique ou autre, par application d'une pression au niveau de l'épiderme, afin de corriger des dysfonctionnements internes, améliorer et préserver la santé et traiter des maladies spécifiques. »

Il a fallu attendre les années 1970 pour que le shiatsu soit connu du grand public en Europe et aux États-Unis. Pourtant, quelques praticiens japonais, suivis d'une poignée de disciples occidentaux, l'avaient exporté en Occident pratiquement depuis sa création.

1

Qu'est-ce que le shiatsu ?

L'un des intérêts du shiatsu est qu'il ne nécessite aucun équipement spécial. Tout ce qu'il vous faut, c'est un espace au sol assez grand pour vous allonger et pour permettre au praticien d'évoluer librement autour de vous. À moins que vous ne disposiez d'un tapis très épais, il est préférable de reposer sur une surface ferme, mais confortable. Un futon trois couches est idéal, surtout s'il est assez large pour accueillir aussi les genoux du praticien. Une serviette propre posée à la hauteur de la tête ajoutera une touche de fraîcheur et de professionnalisme. Bien entendu, si vous n'avez rien de tout cela à votre disposition, un divan ou un canapé feront l'affaire. Cet environnement contribue au caractère convivial de cette technique.

Il n'est pas nécessaire d'être dévêtu pour le shiatsu. Au contraire, il vaut mieux le pratiquer habillé, car le contact direct avec la peau risque de solliciter les nerfs superficiels et de perturber les sensations plus profondes. S'il ne touche pas directement l'épiderme, le praticien est également plus attentif aux déséquilibres internes. Bien évidemment, il sera difficile de sentir quoi que ce soit à travers un anorak et un pull-over ! L'idéal est de porter une seule couche de vêtements de coton. Le coton et les fibres naturelles offrent un contact neutre. Le nylon et autres fibres synthétiques génèrent de l'électricité statique et perturbent notablement les sensations tactiles.

Toutes ces caractéristiques permettent de pratiquer le shiatsu partout, au bureau, au jardin, dans un train ou dans un avion. Toutefois, je suis certain que vous n'en apprécierez toutes les vertus que dans une pièce confortable et joliment décorée. Fort heureusement, la plupart des lieux d'accueil professionnels répondent à cette définition.

Les « instruments » du shiatsu

Le praticien de shiatsu n'a pas d'autres « instruments » à sa disposition que ses bras et ses jambes. Il se sert essentiellement de ses paumes, de ses pouces et de ses autres doigts. Ses avant-bras, ses coudes, ses genoux et ses pieds sont d'un usage secondaire, mais n'en sont pas moins utiles. Votre praticien pourra utiliser tout ou partie de ces moyens au cours du même traitement.

Il utilisera d'abord la paume de ses mains et le bout de ses doigts pour déterminer quelles sont les parties de votre corps qui ont besoin d'être décongestionnées, détendues, calmées ou tonifiées. Le bout des doigts est une région très largement innervée et donc particulièrement sensible. Un praticien confirmé aura su développer au maximum cette sensibilité, afin de déceler les déséquilibres subtils qui affectent votre circulation sanguine, votre tonus musculaire et vos flux d'énergie. Fort de sa connaissance de la médecine orientale et de son expérience du diagnostic, il saura utiliser ces informations pour établir une stratégie thérapeutique adaptée à votre cas.

Selon la stratégie choisie, le praticien se sert du bout de ses cinq doigts s'il convient d'exercer une pression particulière en un point déterminé. Lorsqu'il est nécessaire d'agir sur une surface plus étendue, il utilise de préférence ses paumes. Dans le cas d'une pression plus forte, il met éventuellement à contribution ses avant-bras, ses coudes, ses genoux ou ses pieds.

La figure 1 montre la façon dont sont utilisées les paumes pour définir les zones de blocage de l'énergie.

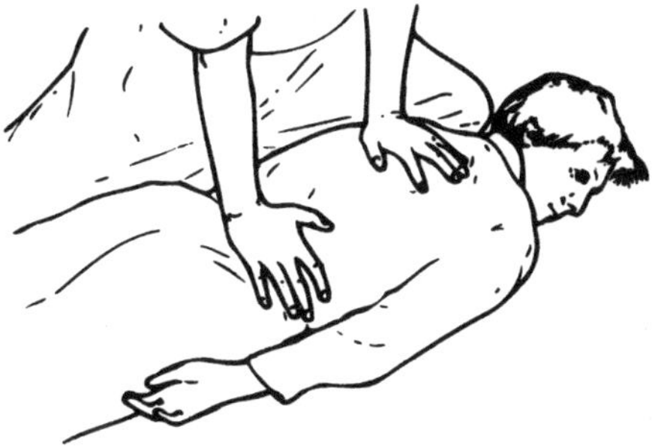

Fig. 1

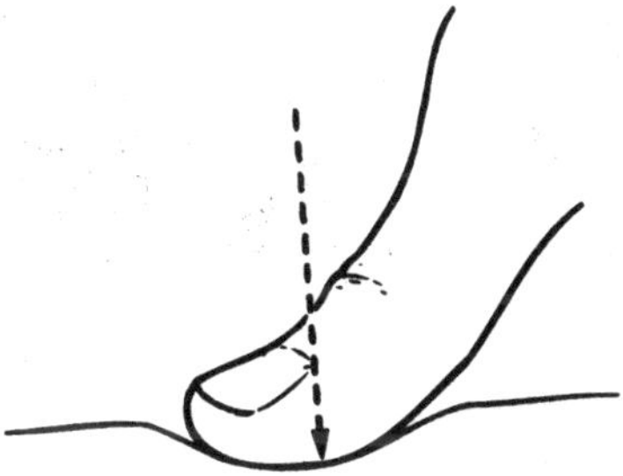

Fig. 2

La figure 2 montre la façon dont le pouce exerce une pression soutenue en un point précis. Une pression soutenue exercée à angle droit sur un point clé a pour effet de revitaliser toute la zone (voir p. 14).

Les figures 3 illustrent quelques utilisations de l'avant-bras, du coude, du genou ou du pied.

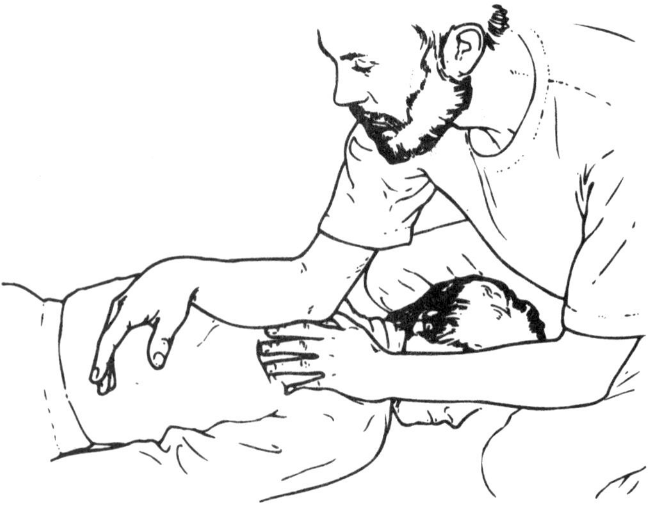

Fig. 3a

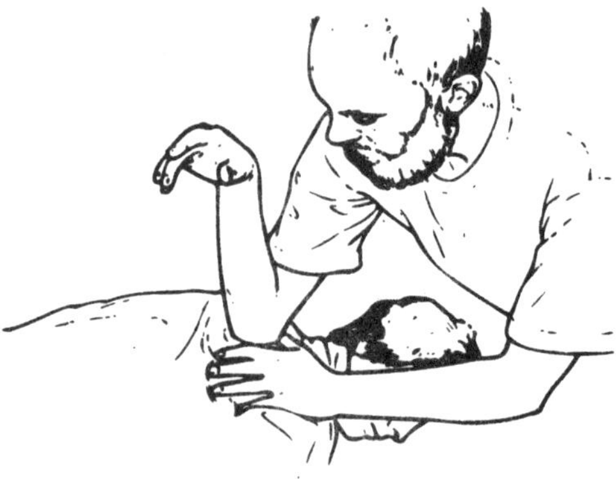

Fig. 3b

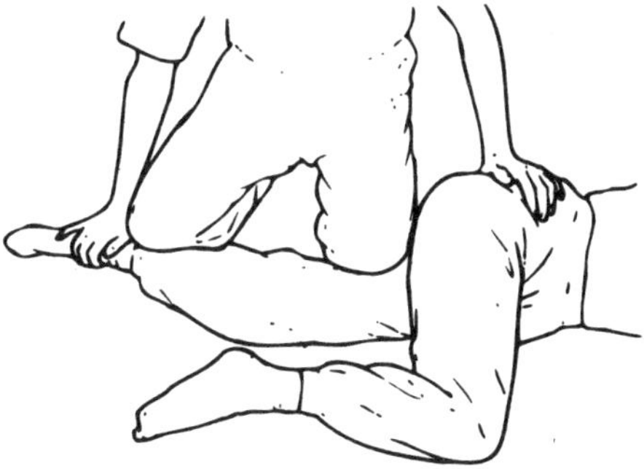

Fig. 3c

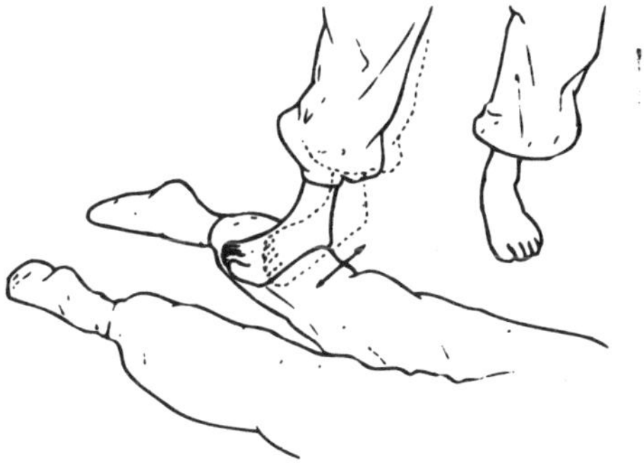

Fig. 3d

Comment ça marche ?

Le shiatsu part du principe que différentes techniques appliquées à certaines parties du corps peuvent améliorer votre santé dans son ensemble.

La façon dont est pratiqué le shiatsu détermine son résultat. Les techniques du shiatsu comportent trois grandes catégories :

- la tonification ;
- la dispersion ;
- l'apaisement.

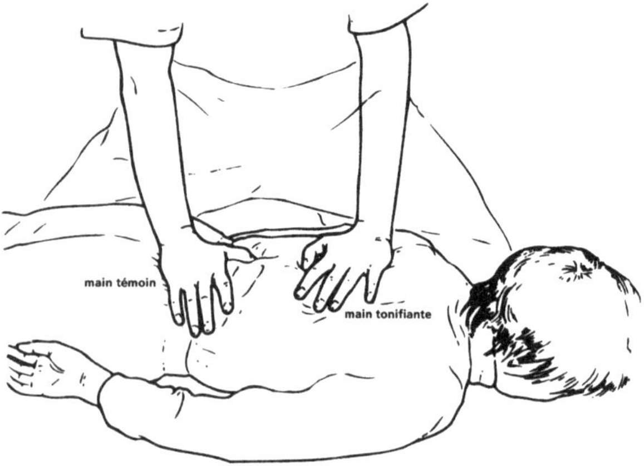

Fig. 4 : Tonification (pression perpendiculaire)

Une pression perpendiculaire soutenue exercée en un point clé de la surface du corps accroît le niveau d'énergie et la circulation du sang dans cette zone. C'est la tonification (fig. 4).

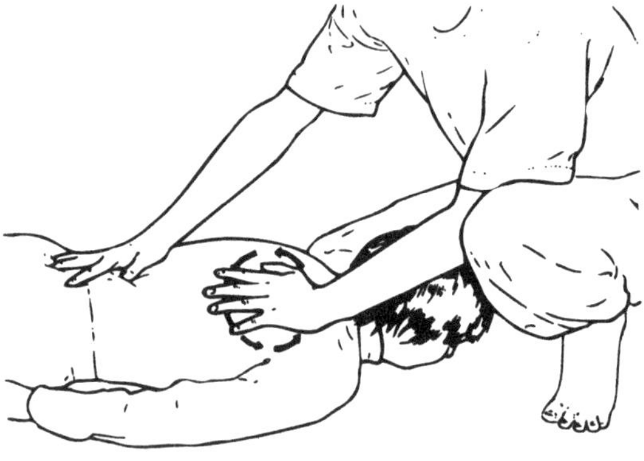

Fig. 5 : Techniques de dispersion

Certains mouvements comme les secousses, les mouvements de bascule, l'étirement, l'encerclement ou la torsion ont pour effet de répartir l'énergie et le sang bloqués. C'est la dispersion, appelée aussi « sédation » (fig. 5).

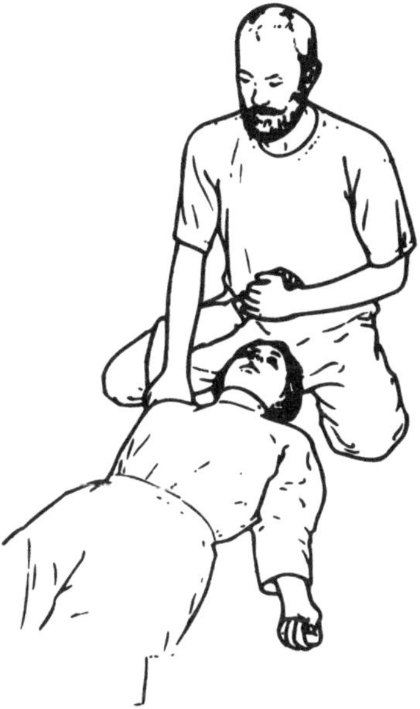

Fig. 6 : Techniques d'apaisement

Une légère imposition de la paume, avec ou sans pression minimale, ou encore un faible mouvement de balancement contribuent à réguler l'énergie perturbée. C'est ce qu'on appelle l'apaisement (fig. 6).

Une même séance de shiatsu comporte en général les trois méthodes évoquées ci-dessus, avec une fréquence plus grande pour l'une ou pour l'autre, selon le type de déséquilibre dont souffre le patient.

Pour toutes les techniques de tonification, la plupart des techniques d'apaisement et quelques-unes des techniques de dispersion, le praticien utilise la paume de sa deuxième main pour contrôler les réactions au niveau d'une autre partie du corps.

Remarquez sur la figure 4 que, tandis que le pouce de la main gauche exerce une pression en un point donné, la main droite ou main témoin repose à plat en un autre endroit du dos. Le rôle de la main témoin est de sentir en d'autres régions du corps l'effet produit par la pression du pouce, parce que les techniques de tonification ne stimulent pas uniquement la zone traitée, elles affectent l'ensemble du corps et de l'esprit.

2

Les bases de la médecine orientale

Qu'appelle-t-on énergie ?

Les bases théoriques du shiatsu s'appuient sur la philosophie et la médecine chinoises, qui estiment que, dans la nature, toute chose est une manifestation de l'énergie universelle ; que ce qui est concret et matériel, comme le corps humain, constitue simplement une forme plus condensée d'énergie que ce qui est immatériel, comme l'esprit. C'est pratiquement sur la même idée que se fonde la façon dont la physique moderne considère aujourd'hui l'univers.

Cette énergie universelle est appelée Ki (ou Ch'i). Le Ki a autant de manifestations que l'univers compte de phénomènes. Le désir, le squelette et la capacité de courir, par exemple, sont autant de formes du Ki ; de même que ce sont des manifestations d'énergie pour la physique moderne. Le Sang et les Liquides corporels sont des formes plus matérielles de Ki, alors que les pensées constituent l'énergie la plus subtile et la plus intangible. Cela étant dit, je n'utiliserai plus désormais le terme Ki autrement que pour qualifier une forme d'énergie propre à maintenir l'ordre et la cohésion (tel le « magnétisme », par exemple) ou pour désigner la force qui permet le mouvement. Ce qui veut dire que la capacité de bouger est directement liée à la quantité de Ki présente dans le corps et à son aptitude à circuler librement. Parallèlement, les capacités de pompage du Cœur et la circulation du sang dépendent aussi du Ki.

Le Ki, l'Esprit, le sang et les liquides corporels s'influencent mutuellement, de sorte qu'un déséquilibre de l'un entraînera des dysfonctionnements plus ou moins nets des uns et des autres. Dans les zones où le Ki reste bloqué, la circulation du sang et des sécrétions sera affectée. Lorsque la circulation du sang est réduite, le Ki diminue. Lorsque le moral est bas et que le désespoir creuse la poitrine, le Ki et le sang qui devraient alimenter les muscles du thorax ne font plus leur office.

En résumé, en ce qui concerne le Ki à l'intérieur du corps, on doit garder en mémoire trois facteurs importants :

- la quantité et la circulation du Ki déterminent notre capacité à bouger et à fonctionner;
- le Ki mobilise le sang, et le sang s'exécute;
- le Ki est influencé par l'esprit et réagit à nos émotions.

Nous verrons un peu plus tard comment le shiatsu, en agissant directement sur le Ki, peut avoir une influence bénéfique sur le niveau d'énergie, la circulation sanguine et les déséquilibres émotionnels.

Les méridiens et la circulation du Ki

Le Ki relie tous les organes du corps et toutes leurs fonctions selon un réseau de trajectoires bien déterminées que l'on appelle lignes de cheminement, ou méridiens. Ces méridiens sont les mêmes que ceux de l'acupuncture, bien que le shiatsu en propose une version légèrement plus étendue. Un méridien court en partie à l'intérieur du corps pour rejoindre tel ou tel organe, et en partie sous la peau, en surface. C'est à cette partie superficielle du méridien que permettent d'accéder les techniques du shiatsu. Tous les méridiens sont reliés entre eux et forment un réseau assurant la circulation du Ki, lequel alimente toutes les parties du corps et permet leur fonctionnement. Le but du shiatsu est de s'assurer que rien ne vient entraver cette libre circulation.

On distingue plusieurs méridiens, dont quatorze comportent des points de pression influençant les organes et leurs rôles respectifs. Douze de ces méridiens portent le nom de l'organe correspondant – le méridien du Rein, le méridien de la Vessie, le méridien du Foie, etc.

Le corps et l'esprit ne sont pas indépendants l'un de l'autre, ce qui veut dire que l'on peut affecter l'esprit par le biais du corps, ou inversement. Selon la médecine orientale, chaque méridien possède des correspondances avec l'esprit et les émotions aussi bien qu'avec les différentes parties du corps. Le méridien qui traverse les Reins, par exemple, influence la volonté, le désir et la peur ; il joue un rôle important dans la croissance et la résistance des os, des nerfs et des tissus cérébraux et contribue à maintenir l'équilibre de l'eau et des minéraux à l'intérieur du corps.

Ces méridiens sont des vagues ou des courants d'énergie qui alimentent le corps, à la façon dont les rivières ou les eaux souterraines alimentent un lac. L'énergie pourra couler librement tant qu'aucun barrage ne viendra contrarier son cours.

Les pages qui suivent illustrent la localisation de ces méridiens. Les tirets indiquent le tracé d'un méridien, alors que les points matérialisent les extensions de cette trajectoire, c'est-à-dire les zones qui influencent le méridien principal lorsqu'elles font l'objet d'une pression ou d'un étirement.

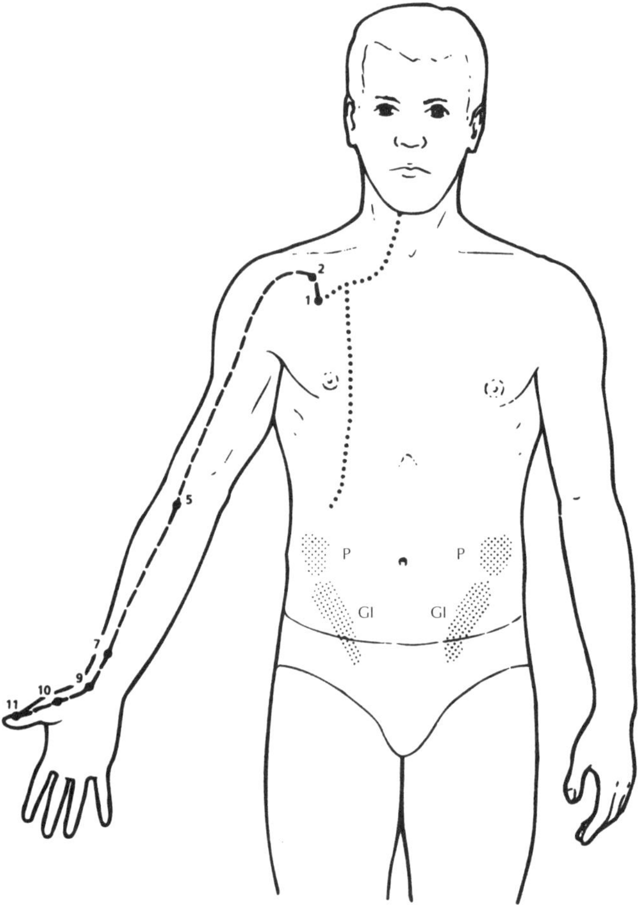

P = zone abdominale de diagnostic du Poumon
GI = zone abdominale de diagnostic du Gros Intestin

Fig. 7a : Méridien du Poumon

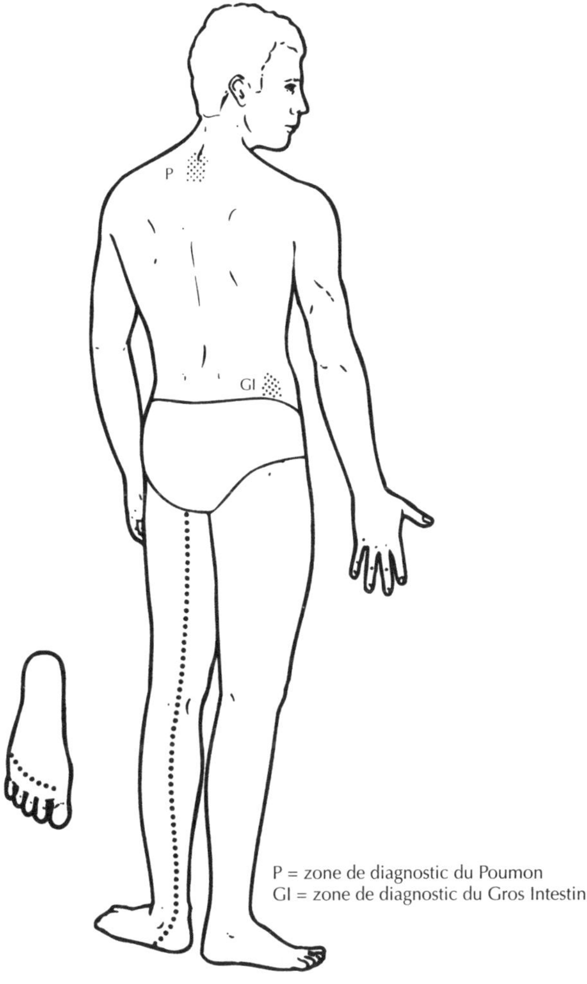

Fig. 7b : Méridien du Poumon

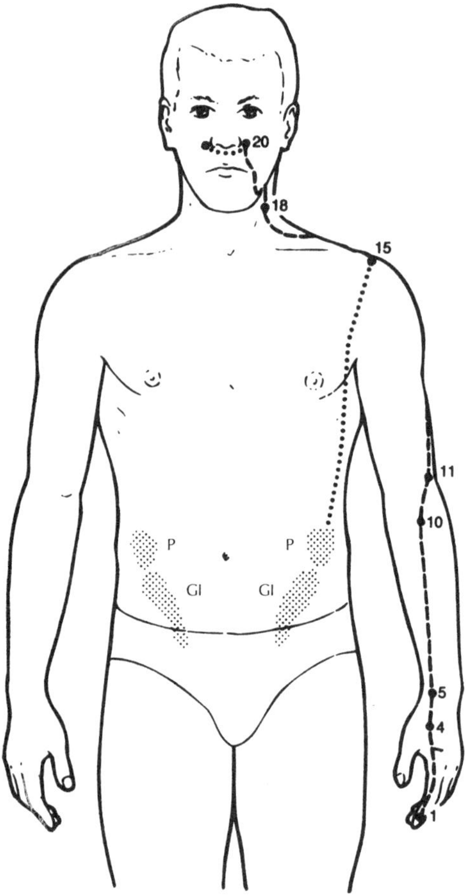

P = zone de diagnostic du Poumon
GI = zone de diagnostic du Gros Intestin

Fig. 8a : Méridien du Gros Intestin

P = zone de diagnostic du Poumon
GI = zone de diagnostic du Gros Intestin

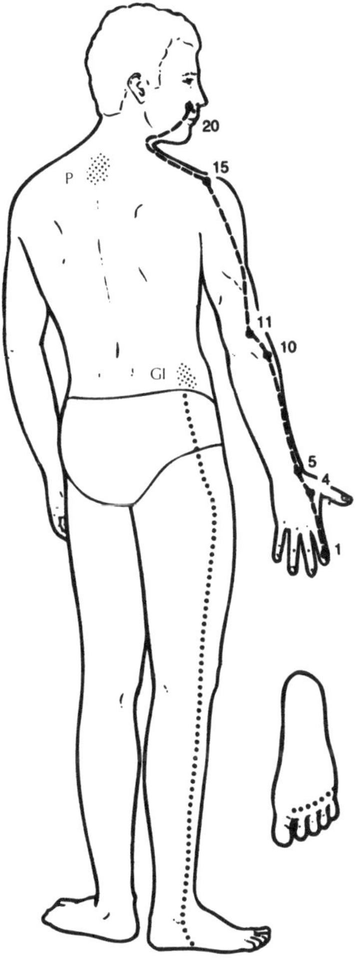

Fig. 8b : Méridien du Gros Intestin

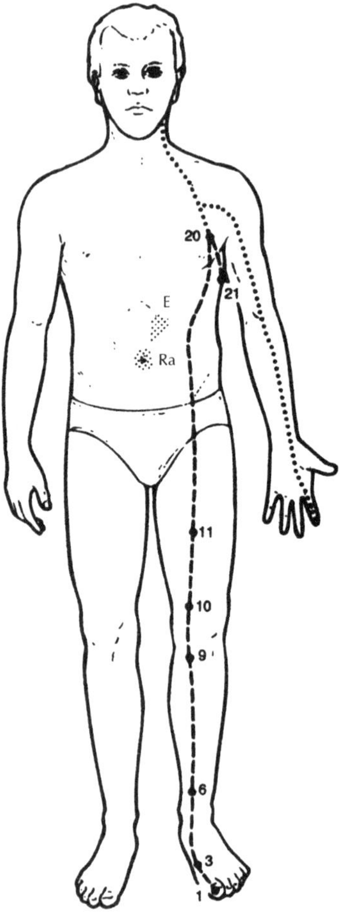

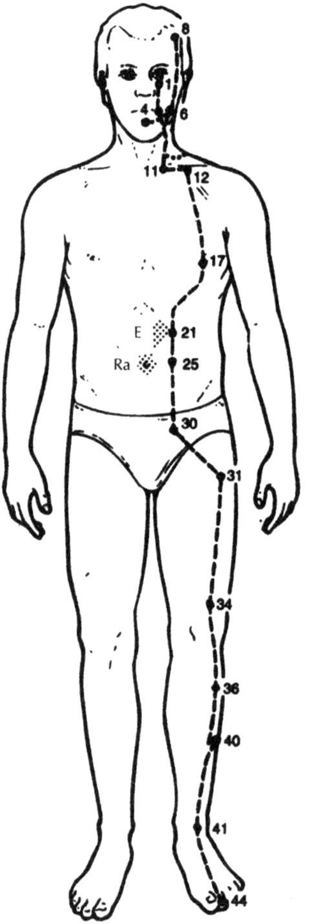

E = zone de diagnostic de l'Estomac
Ra = zone de diagnostic de la Rate

Fig. 9 : Méridien de la Rate

Fig. 10a : Méridien de l'Estomac

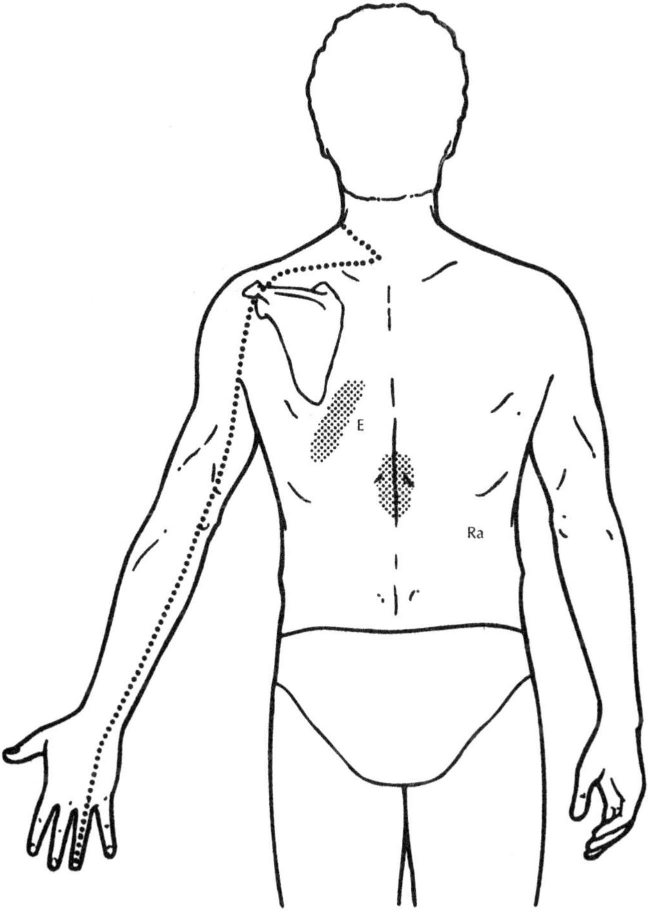

E = zone de diagnostic de l'Estomac
Ra = zone de diagnostic de la Rate

Fig. 10b : Méridien de l'Estomac

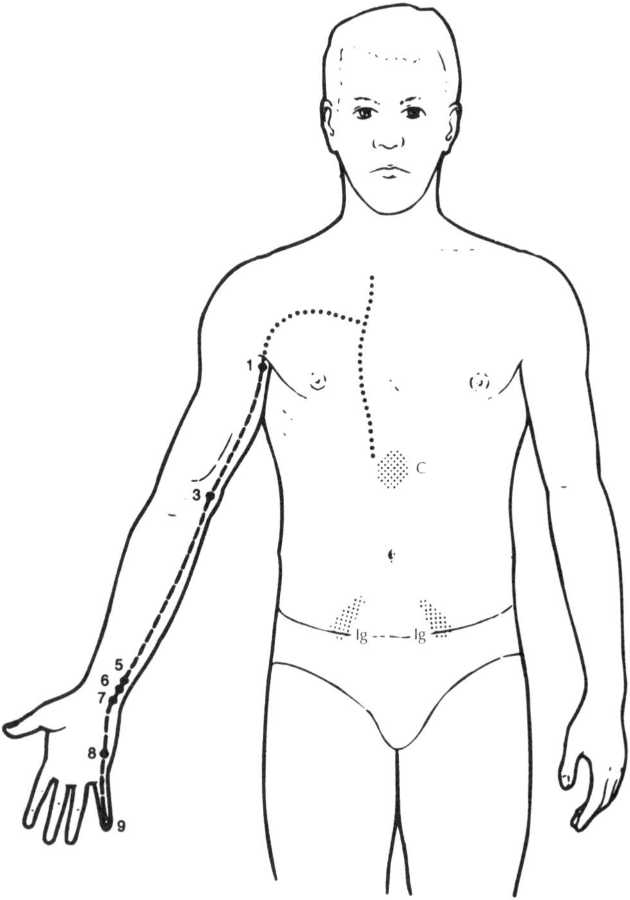

C : zone de diagnostic du Cœur
Ig : zone de diagnostic de l'Intestin grêle

Fig. 11a : Méridien du Cœur

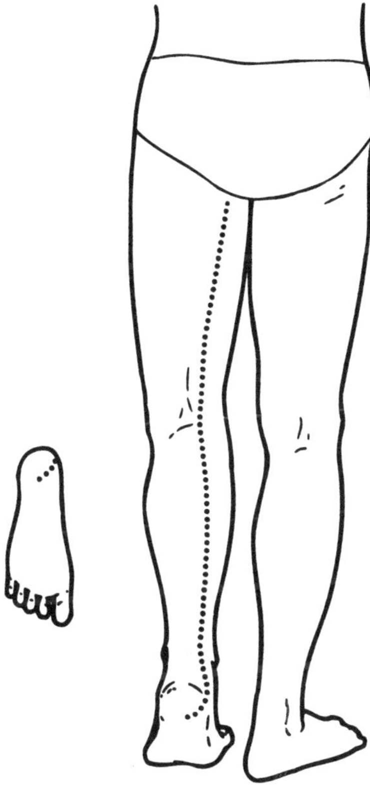

Fig. 11b : Méridien du Cœur

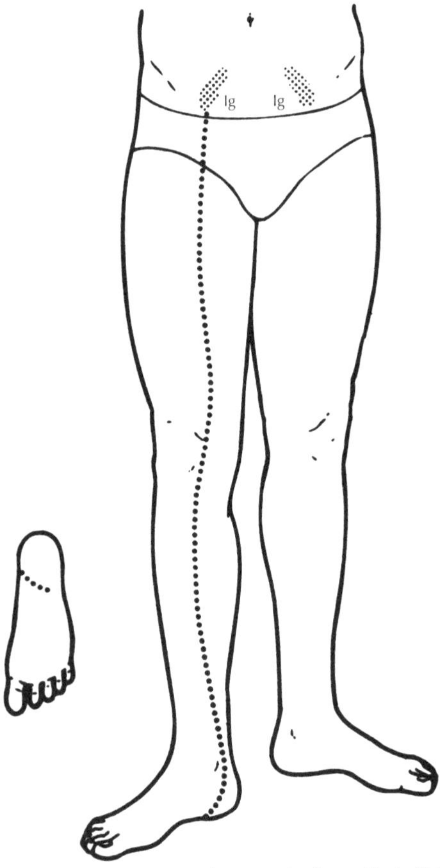

Ig : zone de diagnostic de l'Intestin grêle

Fig. 12a : Méridien de l'Intestin grêle

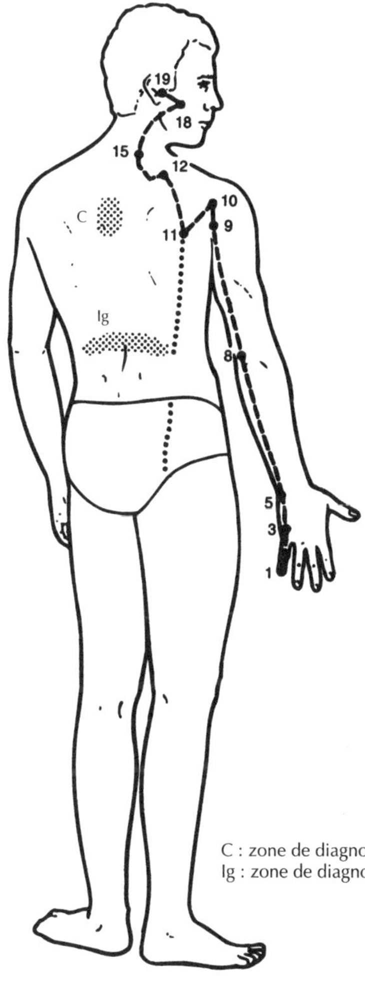

C : zone de diagnostic du Cœur
Ig : zone de diagnostic de l'Intestin grêle

Fig. 12b : Méridien de l'Intestin grêle

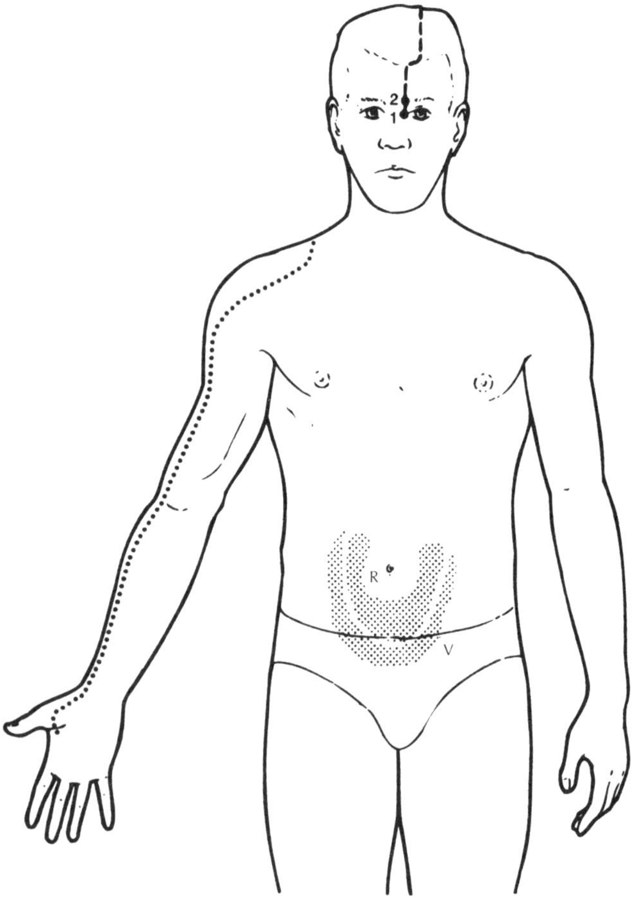

R : zone de diagnostic du Rein
V : zone de diagnostic de la Vessie

Fig. 13a : Méridien de la Vessie

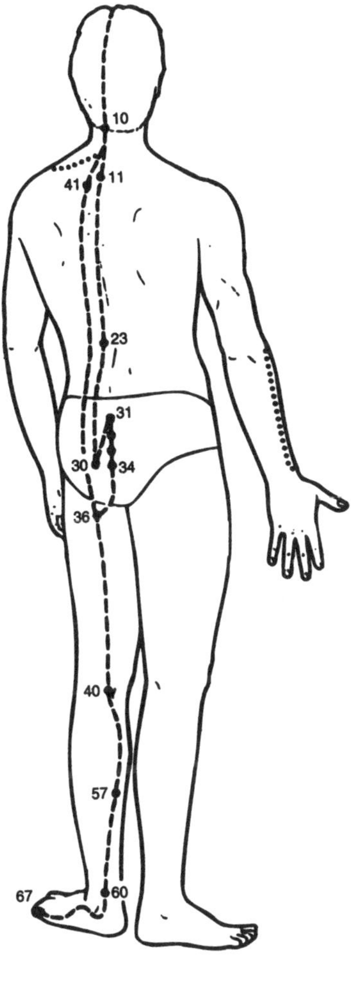

Fig. 13b : Méridien de la Vessie

R : zone de diagnostic du Rein
V : zone de diagnostic de la Vessie

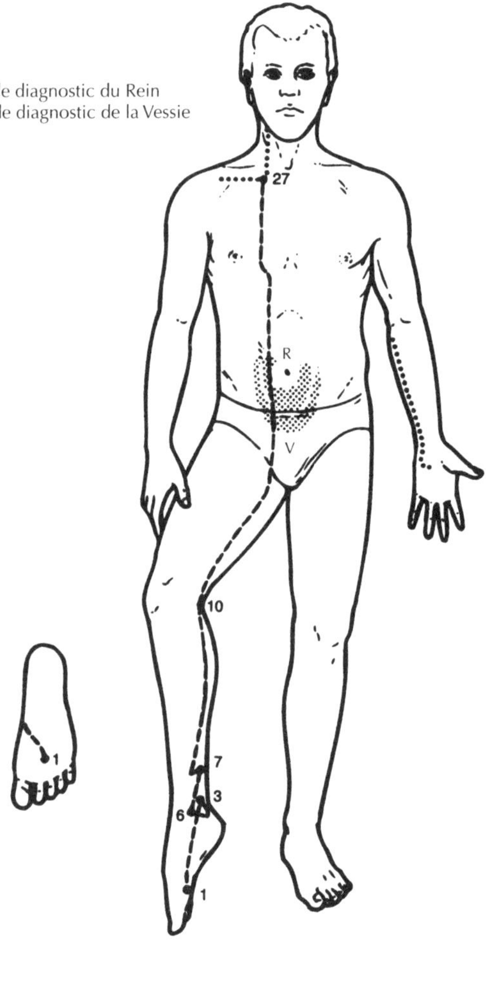

Fig. 14a : Méridien du Rein

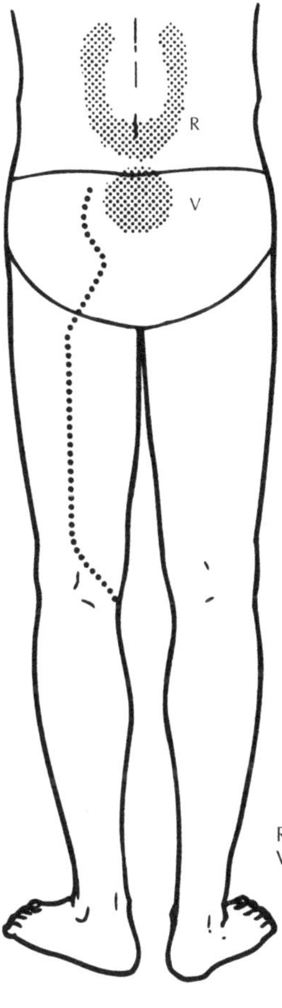

Fig. 14b : Méridien du Rein

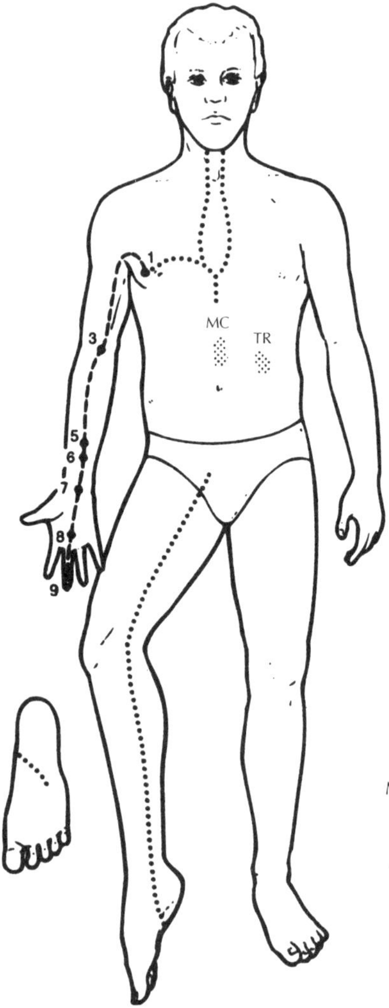

MC : zone de diagnostic
du Maître du Cœur

TR : zone de diagnostic
du Triple Réchauffeur

Fig. 15a : Méridien du Maître du Cœur

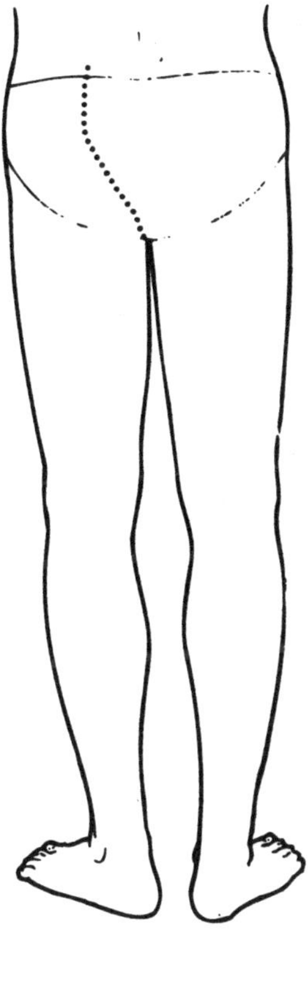

Fig. 15b : Méridien du Maître du Cœur

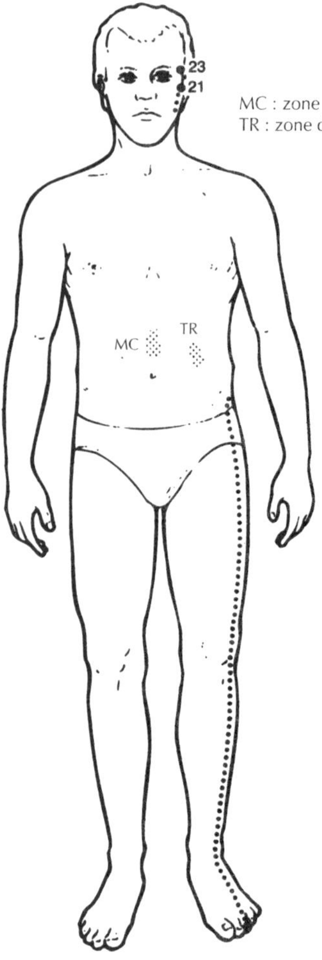

MC : zone de diagnostic du Maître du Cœur
TR : zone de diagnostic du Triple Réchauffeur

Fig. 16a : Méridien du Triple Réchauffeur

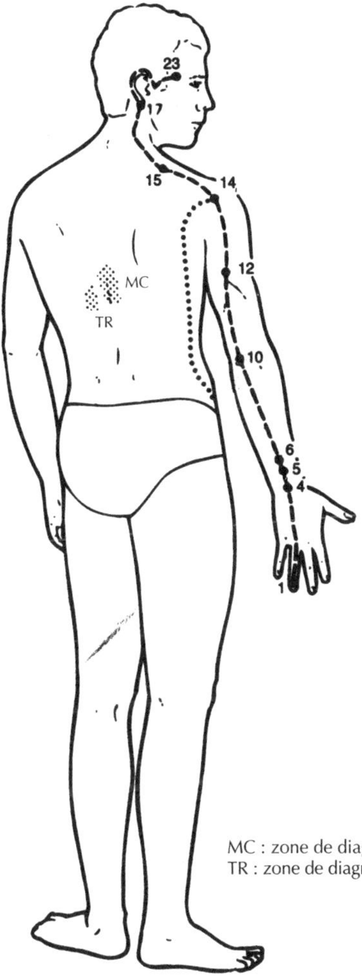

MC : zone de diagnostic du Maître du Cœur
TR : zone de diagnostic du Triple Réchauffeur

Fig. 16b : Méridien du Triple Réchauffeur

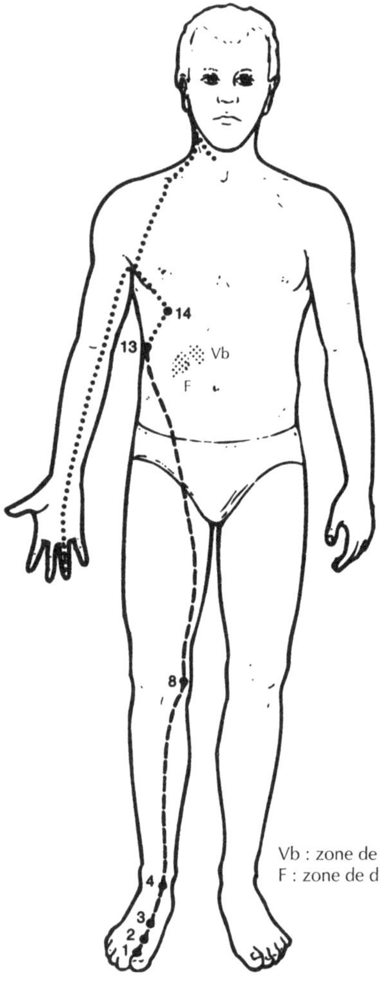

Vb : zone de diagnostic de la Vésicule biliaire
F : zone de diagnostic du Foie

Fig. 17 : Méridien du Foie

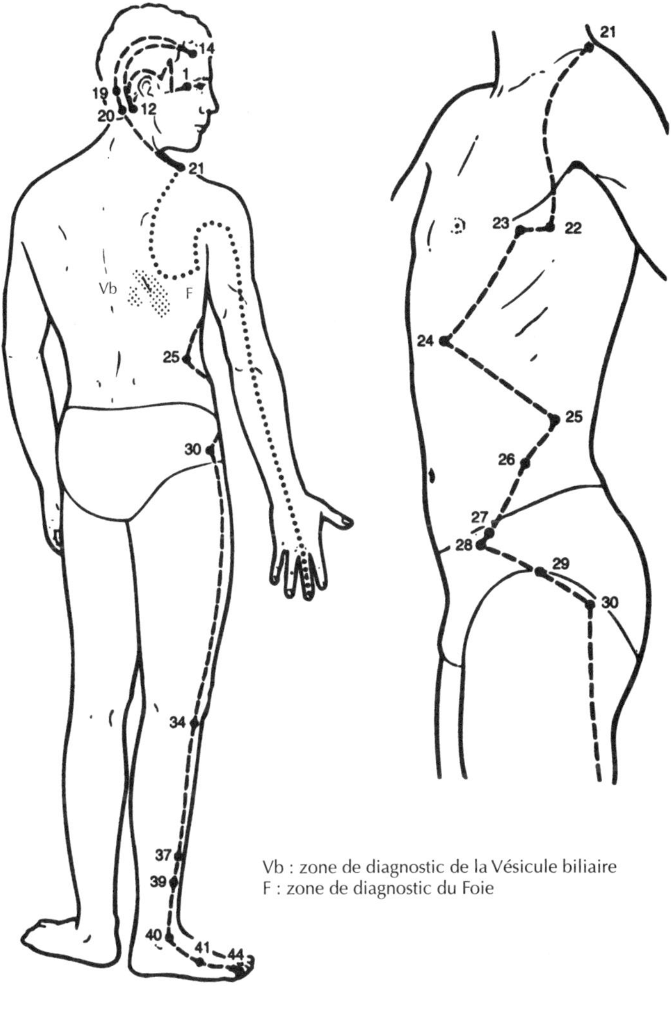

Vb : zone de diagnostic de la Vésicule biliaire
F : zone de diagnostic du Foie

Fig. 18 : Méridien de la Vésicule biliaire

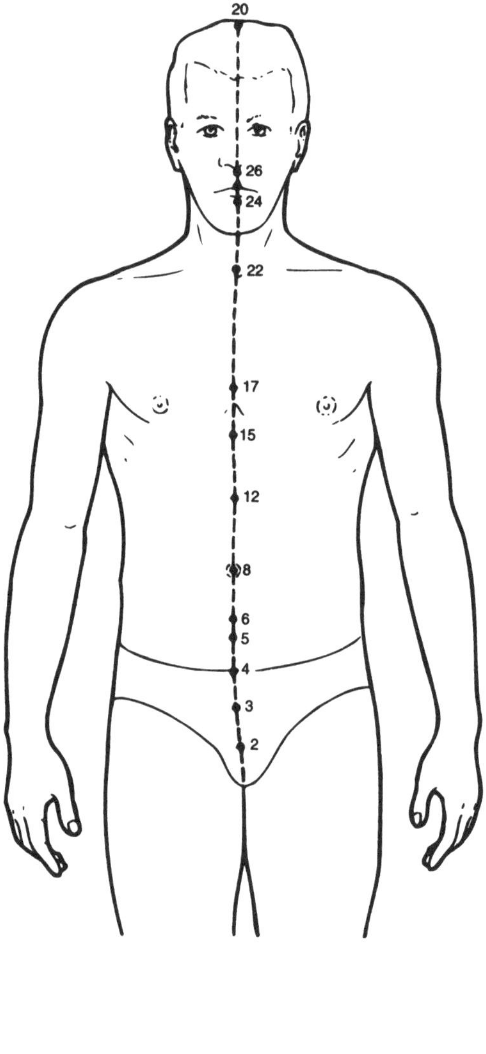

Fig. 19 : Vaisseau Conception (mer des méridiens Yin)

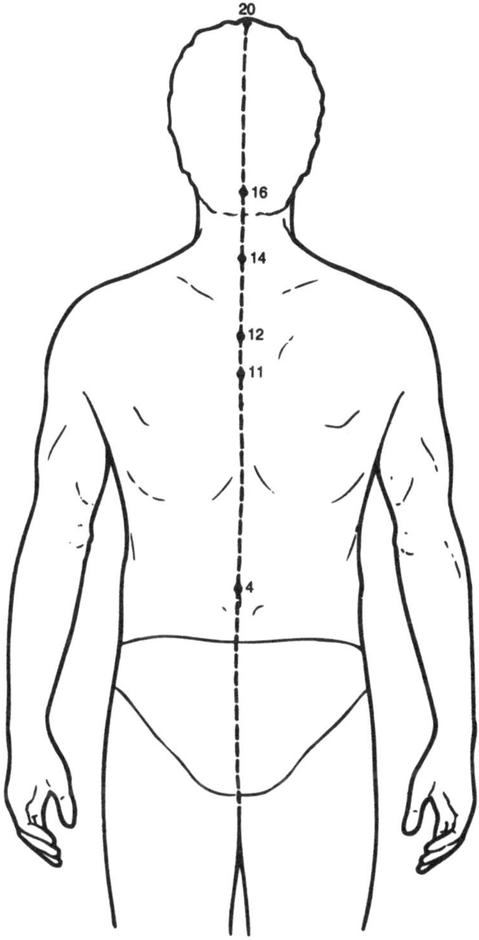

Fig. 20 : Neuro-Gouverneur (mer des méridiens Yang)

Le Yin et le Yang

Maintenir un flux permanent de Ki le long de tous les méridiens suppose que l'harmonie règne entre tous les aspects de votre personnalité et toutes les fonctions de votre corps. Le concept d'harmonie et d'équilibre, en médecine orientale, s'exprime à travers l'opposition Yin/Yang. Le Yin et le Yang représentent les deux faces de toute chose dans l'univers. L'endroit et l'envers ne peuvent exister l'un sans l'autre. Toute chose a donc en elle, de façon indissociable, du Yin et du Yang. L'eau chaude, par exemple, est plus Yang que la glace, mais plus Yin que la vapeur.

Le Yin est comparable au versant ombreux de la montagne. Il est associé au froid, à l'obscurité, au repos, à la passivité, à la torpeur, à la docilité, à l'apathie, à l'introversion, au déclin et à la féminité. Le Yang, au contraire, évoque le versant ensoleillé. Il est associé à la chaleur, à la lumière, à l'activité, au mouvement, à la vigueur, à la passion, à la stimulation, à l'extraversion, au progrès et à la masculinité.

Le symbole chinois de la figure 21 illustre parfaitement cette opposition entre le Yin noir et le Yang blanc, tout en montrant qu'ils sont étroitement enlacés, et que chacun contient l'autre en germe.

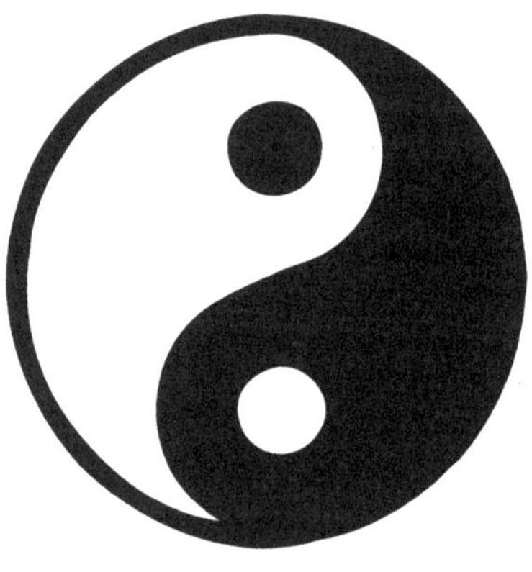

Fig. 21 : Le Yin et le Yang

Voici quelques oppositions classiques Yin/Yang :

Yin	*Yang*
Ombre	Lumière
Femme	Homme
Lune	Soleil
Repos	Activité
Matériel	Immatériel
Contraction	Expansion
Douceur	Dureté

À l'intérieur du corps, le Yin et le Yang se manifestent de la façon suivante :

Yin	*Yang*
Devant	Derrière
Substance des organes	Organes producteurs d'énergie
Organes internes	Tissus externes : peau, muscles
Sang, liquides corporels	Ki
Humide	Sec
Lent	Rapide
Froid	Chaud
Profond	Superficiel

Sur le plan clinique, l'opposition se traduit ainsi :

Yin	*Yang*
Maladie chronique	Maladie aiguë
Émergence lente	Émergence rapide
Teint pâle	Teint coloré
Sans soif	Assoiffé
Selles molles	Constipation
Froid	Chaleur
Torpeur	Agitation, insomnie

Le praticien de shiatsu met à profit ces informations pour établir son diagnostic.

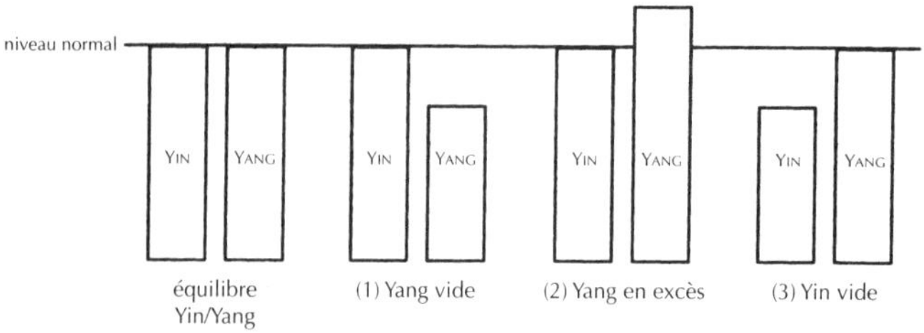

Fig. 22 : Combinaisons Yin/Yang

On constate de cette façon que le patient souffre d'une insuffisance de Yang (Yang « vide »), d'un excès de Yang, d'une insuffisance de Yin (Yin vide) ou d'un excès de Yin. À noter que ce dernier état est très rare, et ne survient qu'en cas d'exposition prolongée à un froid intense.

Un excès de Yang amène le corps à produire de la chaleur et à se montrer hyperactif. Mais la chaleur et la sécheresse peuvent aussi provenir d'une absence de fraîcheur ou d'humidité induite par une carence de l'énergie Yin, ce qui amène l'énergie Yang à prendre le dessus. C'est le Yin vide. Le Yang vide, au contraire, provoque froid et léthargie. La figure 22 récapitule ces divers états.

Le rôle du praticien est de compenser ces carences et de rétablir l'équilibre Yin/Yang, en diminuant ou en accroissant le flux de Ki à l'intérieur des méridiens et en stimulant les points de pression dont il connaît l'influence sur le rapport Yin/Yang.

LE TSUBO

À des endroits bien précis de chaque méridien, le Ki se rapproche de la surface du corps. C'est au niveau de ces points clés que l'on peut stimuler le Ki, avec des aiguilles pour l'acupuncture, avec une pression des doigts pour le shiatsu. Ces acupoints portent le nom de « tsubos ».

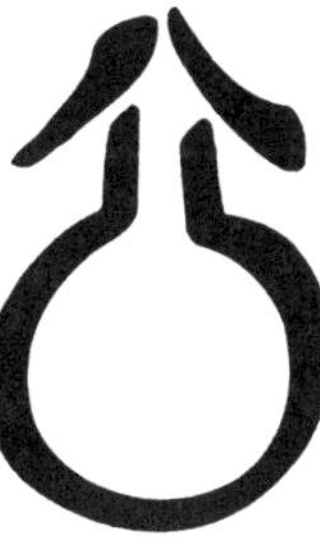

Fig. 23 : Tsubo

Un tsubo présente la forme renflée d'un vase rond à col étroit. Le caractère chinois ou japonais signifiant tsubo illustre fort bien le concept (fig. 23).

Cette représentation figurée n'est pas uniquement métaphorique. Si l'on pouvait rendre visible le tourbillon d'énergie d'un tsubo, il ressemblerait certainement au schéma de la figure 24.

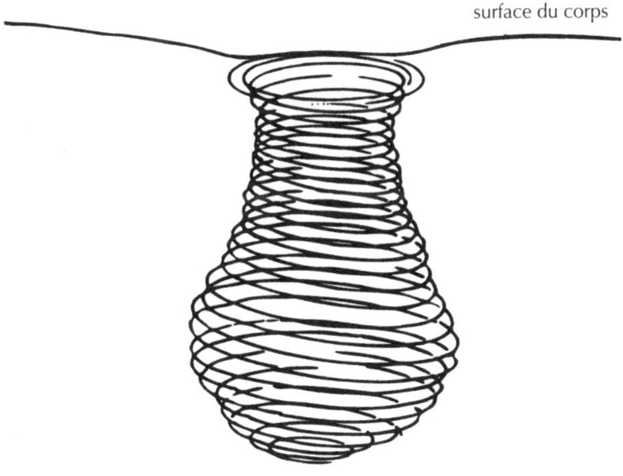

Fig. 24 : Le tourbillon d'énergie d'un tsubo

Contrairement à l'acupuncture, le shiatsu établit un contact direct, tactile, avec l'énergie sous-jacente, et non avec le seul tsubo. L'expérience révèle qu'en plus des tsubos fixes, qui sont répertoriés par des noms, des numéros d'ordre et des fonctions précises, il existe des « tsubos transitoires » qui se manifestent ici ou là le long des méridiens. Ces tsubos transitoires révèlent soit une carence de Ki, soit une accumulation de pression due à un blocage du flux de Ki. Lorsque le Ki fait défaut, les tsubos les plus proches sont vides et inertes, ils manquent de vitalité et d'élasticité. Lorsque le Ki est bloqué et, par conséquent, en surabondance, l'impression est celle d'un trop-plein, d'une gêne et d'une contrainte. C'est en général le siège d'une douleur. Le plus souvent, les zones bloquées sont chaudes, alors que les zones en manque sont froides.

Kyo et Jitsu

Dans la terminologie du shiatsu, le trop-plein ou le blocage d'un méridien ou d'un tsubo s'appelle « Jitsu », alors qu'une carence à ce niveau porte le nom de « Kyo ». Kyo et Jitsu, par conséquent, font référence à la qualité énergétique d'un méridien, alors que la dualité Yin/Yang se réfère à l'équilibre interne des organes. Le plus simple est de concevoir les rapports Kyo/Jitsu comme les manifestations extérieures des déséquilibres Yin/Yang existant à l'intérieur. L'opposition Kyo/Jitsu rend compte de l'état de carence ou de plénitude des méridiens, et chacun des deux termes n'est concevable que par comparaison avec l'autre. De même que le couple Ying/Yang, ils n'ont pas de valeur absolue.

On peut tout naturellement s'attendre à ce que chaque méridien oscille constamment entre Kyo et Jitsu par comparaison avec un autre. Le schéma est sans cesse fluctuant. Le but du shiatsu est de déterminer les causes profondes d'un déséquilibre aigu ou chronique et d'y remédier par tonification du Kyo ou dispersion du Jitsu à l'intérieur des méridiens. Les zones Jitsu sont faciles à trouver, parce qu'elles sont « en activité » et donc légèrement saillantes. Les zones de Kyo sont plus difficiles à cerner, parce qu'elles sont inertes et cachées sous la surface.

Une application de shiatsu à l'ensemble du corps contribue à définir ces écarts et à réharmoniser le flux de Ki. Toutefois, un bon praticien pourra aisément déterminer quel est le méridien le plus déficient, comme celui qui manifeste le blocage le plus net. S'il parvient à rétablir l'équilibre de l'un par rapport à l'autre, les problèmes se résoudront d'eux-mêmes au niveau des autres méridiens.

La nomenclature de la figure 25 permet une rapide comparaison Kyo/Jitsu :

Kyo	*Jitsu*
Sous la surface	En saillie
Discret	Évident
Résistance passive ou absence de résistance	Résistance active
Vide – demande à être rempli	Plein – demande à être vidé ou dispersé
Peu actif, raide ou flasque	Hyperactif, congestionné, bloqué
Réaction lente	Réaction immédiate
Causes sous-jacentes	Symptômes manifestes
Connexion profonde, soutenue	Connexion légère ou absence de connexion
Tonification à effet systémique	Dispersion à effet localisé

Fig. 25 : Comparaison Kyo/Jitsu

Les organes internes

La plupart des méridiens portent le nom d'un organe. Toutefois, la médecine orientale accorde à ces différents organes des connotations plus larges que la médecine occidentale. Il est prudent de résister à la tentation d'assimiler ces « organes » aux entités physiques que nous connaissons, ce qui conduirait à une confusion totale. Le terme qui, selon la médecine orientale traditionnelle, qualifie un organe est « Zangfu ». Les douze organes Zangfu sont classés par paire. Chaque paire d'organes contient un élément Yin (Zang) et un élément Yang (Fu). Nous avons donc six paires de Zangfu :

Organe Yin (Zang)	*Organe Yang (Fu)*
Reins	Vessie
Foie	Vésicule biliaire
Cœur	Intestin grêle
Maître du Cœur	Triple Réchauffeur
Rate	Estomac
Poumons	Gros Intestin

Lorsque nous ferons référence à des organes tels que les définit la médecine orientale, nous utiliserons une majuscule, afin de bien faire la distinction avec l'acception occidentale du terme, par exemple, les Reins, le Cœur, etc. Nous ferons de même pour les concepts qui s'écartent de la signification qui nous est familière, par exemple sang ou liquides corporels.

La médecine orientale définit chaque organe interne et ses fonctions par rapport aux éléments suivants :

a) Ki, sang et liquides corporels ;
b) un tissu en particulier ;
c) un organe des sens ;
d) une émotion ;
e) un facteur climatique.

Les pages qui suivent développent ces relations.

Les Poumons gouvernent le Ki et la respiration

Lorsque l'air est inhalé, les Poumons en tirent une énergie neuve. L'expiration permet de se débarrasser de l'air vicié en même temps que du Ki devenu inutilisable. Ce cycle assure le renouvellement constant du Ki frais.

Le Ki extrait de la nourriture par la Rate rejoint le Ki aérien afin de renouveler l'énergie au niveau des méridiens. Il circule aussi sous la peau sous forme défensive (pour nous protéger des températures extrêmes et des germes pathogènes et pour réchauffer la peau et les muscles).

Le Gros Intestin joue également un rôle dans la formation du Ki défensif.

La Rate extrait le Ki de la nourriture

Lorsque nous ingérons de la nourriture, la Rate en extrait du Ki. Ce processus met largement l'Estomac à contribution, puisque l'Estomac est censé « mûrir et pourrir » les aliments ingérés, ce qui signifie qu'il les prépare de telle façon que la Rate puisse en extraire le Ki. La Rate envoie vers les Poumons un peu de ce « Ki alimentaire », pour qu'il s'unisse au « Ki respiratoire ». Cette énergie combinée circule alors le long des méridiens et sous la peau. La Rate dirige aussi le Ki alimentaire vers le Cœur, afin de lui donner de l'élan.

Les Reins stockent le Ki sous forme d'« Essence » et contrôlent la réception de Ki

Le Ki est stocké par les Reins sous forme d'« Essence », qui correspond à un état de Ki plus dense et plus Yin, spécialisé dans la croissance et la reproduction.

Le Ki extrait de l'air par les Poumons et est retenu par les Reins. Si les Reins ne remplissent pas cette mission, le Ki risque d'être coincé au niveau de la poitrine, ce qui provoque de l'asthme.

Le Foie régule le flux de Ki

Le Foie assure une circulation harmonieuse du Ki vers les divers organes par le biais des méridiens. Dans le cas contraire, le Ki stagne, entravant les fonctions du corps et entraînant par là même tension et frustration de l'esprit. Par ailleurs, tension et frustration peuvent bloquer le flux de Ki et contrarier le bon fonctionnement du Foie.

LES ORGANES PAR RAPPORT AU SANG

Le Cœur gouverne le sang

Autrement dit, si le Cœur est fort, il est capable de pomper le sang. Il le fait circuler en abondance à travers tout le corps. Il joue donc un rôle majeur dans ce processus. Il est assisté dans ses fonctions par le Maître du Cœur. Les Poumons contribuent également à son fonctionnement harmonieux en produisant le Ki nécessaire au bon état des vaisseaux sanguins.

Le Foie stocke le sang

Le Foie adapte la quantité de sang en circulation à la nature de l'activité physique. Au repos, une large proportion de sang est dirigée vers le Foie pour y être stockée. Lorsque le corps est en mouvement, le sang est rendu à la circulation générale, assurant l'énergie nécessaire à chaque activité et nourrissant les articulations, la peau et les diverses parties du corps.

La Rate génère le sang et contrôle sa distribution

La Rate étant le principal organe de la digestion, elle aide à la transformation en énergie des aliments liquides et solides que nous ingérons. Elle « contrôle » le sang en le maintenant dans les vaisseaux sanguins. Une défaillance de cette fonction peut amener des hémorragies ou des pertes menstruelles excessives.

Les organes par rapport aux liquides corporels

Les Poumons dispersent les liquides corporels et régulent la circulation de l'eau

Les Poumons influencent l'excrétion de la sueur et de l'urine. En premier lieu, ils répartissent les liquides corporels dans l'organisme, en direction de la peau dont ils humidifient la surface tout en régulant l'ouverture et la fermeture des pores. De cette manière, les Poumons influencent la transpiration. Une défaillance dans ce domaine peut provoquer un œdème facial (rétention d'eau). Les Poumons assistent également la Vessie pour procéder à l'excrétion de l'urine.

La Rate sépare les liquides et les transporte

La Rate sépare la partie fluide utilisable de la partie fluide inutilisable des aliments. La partie utilisable, ou « propre », est dirigée vers les Poumons pour être distribuée à la peau. La partie inutilisable, ou « sale », est dirigée vers l'Intestin grêle où elle sera filtrée. Si cette fonction est défaillante, les liquides corporels s'accumulent, provoquant une humidité excessive, des mucosités trop abondantes ou des œdèmes.

L'Estomac assiste la Rate pour l'extraction de la partie fluide des aliments et sa transformation en liquides corporels.

Les Reins gouvernent l'urine

Les Reins jouent en quelque sorte le rôle d'un « portillon » qui s'ouvre et se ferme pour contrôler le flux des sécrétions. Lorsque la fonction génératrice d'énergie et de chaleur (Yang) des Reins est insuffisante, le portillon est trop largement ouvert, ce qui produit une urine claire et abondante. Lorsque la fonction génératrice de froid et de régénération (Yin) des Reins est défaillante, le portillon est trop fermé, et produit une urine foncée et « chargée ».

Sur le plan physiologique, le stockage et l'excrétion de l'urine sont assurés par la Vessie, bien que l'énergie (Ki) nécessaire à la transformation des liquides corporels en urine soit produite par les Reins.

Le Cœur contrôle la transpiration

Les liquides corporels pénètrent dans les vaisseaux sanguins pour fluidifier le sang lorsqu'il est trop épais. Inversement, ils se retirent lorsque le sang n'est pas assez épais. Il y a donc échange constant entre le sang et les liquides corporels. Cette fonction est assurée par le Cœur. La transpiration excessive risque donc de conduire à un assèchement des liquides corporels et à un appauvrissement du sang. Une faiblesse de Ki au niveau du Cœur peut provoquer des accès de transpiration spontanée.

Les organes par rapport aux tissus

Le Cœur contrôle les vaisseaux sanguins et se manifeste au niveau de la complexion

Dans la mesure où il gouverne le sang, le Cœur contrôle aussi les vaisseaux sanguins. Un Cœur en bonne santé signifie que les vaisseaux sanguins sont résistants, que la circulation est fluide, d'où un teint éclatant et coloré.

Le Foie contrôle les tendons et se manifeste au niveau des ongles

Le Foie régule la quantité de sang en circulation, c'est pourquoi il contrôle l'alimentation des tendons et des ligaments, assurant ainsi la souplesse des articulations et le bon fonctionnement des muscles. La défaillance de cette fonction entraîne des raideurs, voire des tremblements. La Vésicule biliaire, de son côté, est liée aux tendons. Alors que le Foie envoie le sang nécessaire, la Vésicule biliaire leur fournit la quantité de Ki indispensable à leur bonne marche. Le contrôle exercé sur le sang par le Foie détermine aussi la qualité des ongles. En conséquence, une mauvaise circulation du sang donne des ongles secs, fendillés et fragiles.

Les Poumons contrôlent la peau et le système pileux

Dans la mesure où les Poumons fournissent le Ki à la peau et contribuent à ce que la surface du corps bénéficie de l'alimentation et de l'humidité nécessaires, on peut dire qu'ils « contrôlent » la peau et le système pileux. Si les liquides corporels sont convenablement répartis par les Poumons, la peau sera souple et les poils luisants. Dans le cas contraire, la peau sera sèche et les poils ternes et cassants.

La Rate contrôle les muscles et se manifeste au niveau des lèvres

La Rate extrait de la nourriture les principes nutritifs et les dirige vers les parties du corps qui en ont besoin, y compris les muscles, dont elle assure ainsi la force et le développement.

L'introduction des aliments dans la bouche est la première étape de la digestion. Pour cette raison, les lèvres et la Rate sont étroitement liées. Les lèvres sèches, craquelées ou décolorées sont le signe visible d'une faiblesse de la Rate.

Les Reins contrôlent le squelette et se manifestent au niveau des cheveux

La résistance et la croissance des os dépendent de la puissance de l'Essence qui les gouverne. Parce que les Reins sont chargés de stocker cette Essence (correspondant au patrimoine génétique), ils contrôlent du même coup le squelette et les dents. Par « moelle osseuse », la médecine orientale désigne indifféremment le cerveau, la moelle épinière et les nerfs, que les Reins contrôlent donc de la même façon.

La croissance normale de la chevelure dépend aussi de la nature de l'Essence, et par conséquent des Reins. Une défaillance de l'Essence se manifeste donc par des cheveux trop fins, cassants et ternes.

LES ORGANES PAR RAPPORT AUX CINQ SENS

Le Cœur contrôle la langue et le goût

Bien que la langue renseigne sur l'état général de tous les organes, elle entretient des liens particuliers avec le Cœur. Le Cœur, par conséquent, contrôle le sens du goût et affecte la parole.

Le Foie contrôle les yeux et la vue

Le Foie nourrit et entretient les yeux, parce qu'il régule la circulation du sang et parce qu'une portion importante du méridien du Foie traverse les yeux. Si le Foie est défaillant, les yeux sont secs et affligés de picotements, la vision est moins bonne, et troublée par des taches ou des corps flottants. Toutefois, d'autres organes influencent les yeux, dont tous les problèmes ne proviennent pas du Foie.

Les Poumons contrôlent le nez et l'odorat

Les Poumons sont intimement liés à la respiration. Le nez est la porte d'entrée de l'air. Il est donc naturel que les Poumons contrôlent le nez et le sens de l'odorat, bien que l'odorat soit également influencé par la Rate. Le nez se bouche lorsque le Ki des Poumons est insuffisant.

La Rate contrôle la bouche et le goût

La Rate influence le sens du toucher et commande l'appétit. Elle est liée à la bouche, parce que la mastication est la première étape de la transformation des aliments. Ce processus est l'une des fonctions de la Rate, assistée de l'Estomac.

Les Reins contrôlent les oreilles et l'audition

L'Essence stockée dans les Reins, qui permet la croissance et la reproduction, est également sollicitée pour assurer le bon fonctionnement des oreilles. C'est pourquoi les oreilles et le sens de l'ouïe sont très étroitement liés aux Reins.

LES ORGANES PAR RAPPORT AUX FACULTÉS MENTALES

Le Cœur abrite les activités de l'esprit (Shen)

Le Cœur gouverne l'esprit, c'est-à-dire qu'il gouverne les activités mentales telles que les émotions, la prise de conscience, la mémoire, la pensée et le sommeil. La raison en est que le Cœur contrôle le sang. Lorsque le sang circule en abondance à travers les organes et le cerveau, les facultés mentales sont optimales. Le Cœur partage cette fonction avec le Maître du Cœur. Bien qu'ils contrôlent ensemble le large éventail des capacités mentales, ils sont aidés dans cette tâche par des organes plus spécialisés, comme énoncé ci-dessous.

Le Foie abrite l'âme immatérielle

L'âme est la partie de l'individu dont nous supposons qu'elle lui survit après la mort, pour retourner au sein du monde immatériel. Au cours de la vie, elle nous donne accès à la vision de l'avenir et à la planification. L'émotion liée au Foie est la colère.

Le Foie s'associe à la Vésicule biliaire, siège du jugement critique et de la prise de décision. La prise de décision est également influencée par l'Intestin grêle. Alors que la Vésicule biliaire nous procure le courage et l'initiative requis, l'Intestin grêle offre la clarté d'esprit nécessaire à la prise de décision effective.

Les Poumons abritent l'esprit corporel

L'esprit corporel est ce qui permet d'appréhender les sensations concrètes. C'est la face la plus « matérielle » de notre « âme ». Elle gère les sensations effectivement ressenties au moment présent et nous permet de prendre contact avec la « réalité », c'est-à-dire la somme des expériences perçues et ressenties « maintenant » et non des expériences passées, stockées grâce à la mémoire, ou anticipées par le raisonnement. L'émotion la plus directement liée aux Poumons est le chagrin ou la tristesse.

Les Reins abritent la volonté

La volonté soumise aux Reins influence notre instinct de survie, la détermination et le désir de procréer. L'émotion liée aux Reins est la peur.

La Vésicule biliaire joue également un rôle dans ce processus, dans la mesure où elle nous fournit le courage et l'initiative nécessaires pour mener à bien nos projets et pour transformer en action les impulsions des Reins.

La Rate abrite la pensée consciente

La Rate influence nos capacités à réfléchir, à analyser, à nous concentrer et à étudier. Elle nous donne le pouvoir de raisonner et de mémoriser. Une carence de Ki au niveau de la Rate aboutit à la confusion de pensée et à la réflexion excessive. L'émotion liée à la Rate est le souci ou la mélancolie.

Remarque

Le Triple Réchauffeur, contrairement aux autres organes Zangfu, ne fait référence à aucune structure anatomique. Le plus simple est de le considérer comme le catalyseur des fonctions de tous les autres organes.

Les schémas et les textes qui suivent expliquent le fonctionnement des organes les uns par rapport aux autres.

LES REINS

Les Reins stockent le Ki sous forme d'Essence, qui gouverne à son tour la naissance, la croissance et la reproduction. L'Essence contrôle notamment les os, les dents, le cerveau, la moelle épinière et les nerfs (ce que la médecine orientale désigne par l'expression « production de moelle »). L'Essence assure aussi le bon fonctionnement des oreilles, de même que la pousse et la bonne santé des cheveux.

Dans la mesure où l'Essence générée par les Reins est responsable de la reproduction, ceux-ci génèrent le « désir » de procréer, de même que la volonté et l'instinct de survie.

Les Reins fournissent le Ki nécessaire à la transformation des fluides en urine, et à la continence. On dit qu'ils contrôlent l'eau (ou l'urine). Ils influencent également la défécation, parce qu'ils commandent aussi bien les contractions de l'anus que celles de l'urètre (c'est-à-dire les deux orifices inférieurs).

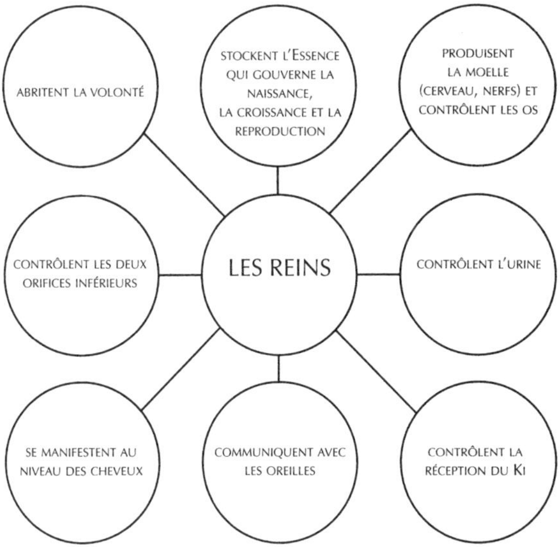

Une autre mission des Reins est de « retenir » le Ki extrait de l'air inspiré, qui leur est envoyé par les Poumons (c'est ce que recouvre l'expression « contrôle de la réception du Ki »).

LA VESSIE

La Vessie est très étroitement liée aux Reins en ce qui concerne la transformation des fluides en urine. Ensuite, elle stocke l'urine, et se charge de l'évacuer au moment voulu.

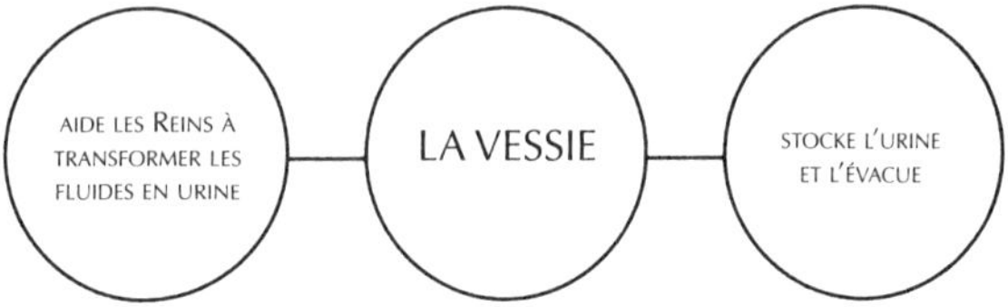

Comme on le voit, la Vessie est un organe dont la fonction est assez simple. Mais il se trouve que le méridien de la Vessie court parallèlement à la colonne vertébrale, à proximité immédiate à la fois du système nerveux central et de la naissance des nerfs périphériques. Elle a donc une forte influence à ce niveau.

LES POUMONS

Les Poumons extraient le Ki de l'air inspiré, lequel se combine avec le Ki tiré de la nourriture. Ils se chargent ensuite d'envoyer le Ki par le biais des méridiens (et aident le Cœur à envoyer le Ki par l'intermédiaire des vaisseaux sanguins), de façon à fournir au corps l'énergie indispensable aux divers processus physiologiques. Ils répartissent aussi le Ki sous la peau pour procurer au

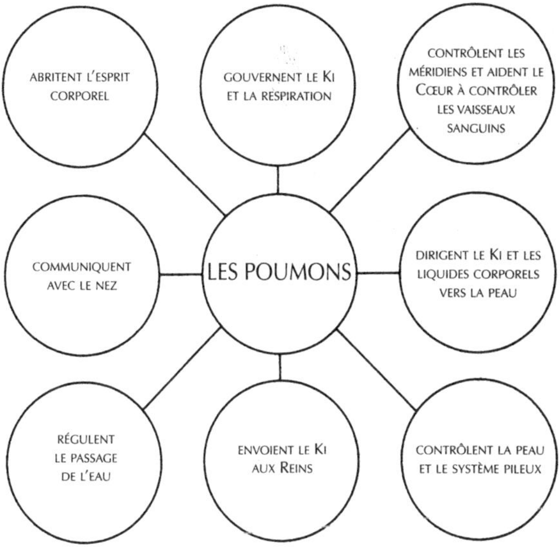

corps tout entier une couche défensive, qui le protège des organismes pathogènes et des facteurs climatiques extrêmes, comme le froid.

De plus, les Poumons dirigent le Ki vers les Reins.

Les Poumons envoient aussi les Liquides corporels en direction de la peau et du système pileux, pour assurer leur humidification et le fonctionnement des pores, influençant ainsi la transpiration. Ils aident également la Vessie à excréter l'urine, en régulant le passage de l'eau.

Comme le nez est le portillon de la respiration, les Poumons contrôlent le nez et, par conséquent, l'odorat.

Les Poumons abritent l'esprit corporel, qui nous permet d'appréhender la réalité par l'expérience directe du présent.

LE GROS INTESTIN

La fonction du Gros Intestin est de récupérer les résidus de l'alimentation solide et liquide traitée par l'Intestin grêle, d'absorber quelques-uns des liquides restants et d'évacuer le reste sous forme de selles. Par ailleurs, il joue un rôle dans la production du Ki défensif, ce qui a pour effet d'influencer le fonctionnement du système immunitaire.

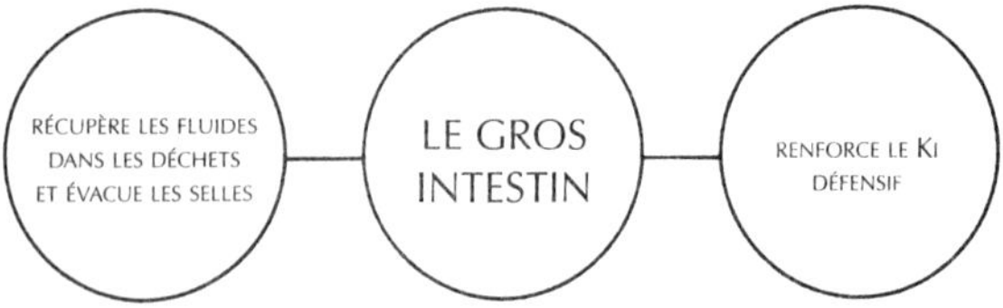

LA RATE

La Rate extrait le Ki de la nourriture et en envoie une partie aux Poumons pour qu'elle se combine au Ki extrait de l'air que ces derniers envoient vers les différents organes. La Rate envoie aussi un peu de Ki alimentaire au Cœur, de façon à enrichir le sang et à lui donner de la vigueur.

Le sang lui-même est produit par la transformation des aliments par la Rate. La Rate « contrôle » le sang en le maintenant dans les vaisseaux sanguins.

La Rate sépare la partie « propre » de la partie « sale » des aliments ingérés. La partie propre va vers les Poumons pour être envoyée à la peau. La partie sale va vers l'Intestin grêle chargé de la filtrer.

La Rate assure la force et le développement des muscles en transformant la nourriture et en transportant les nutriments vers les muscles et les différentes parties du corps, en particulier les membres. C'est parce que la digestion commence dès que la nourriture passe les lèvres que

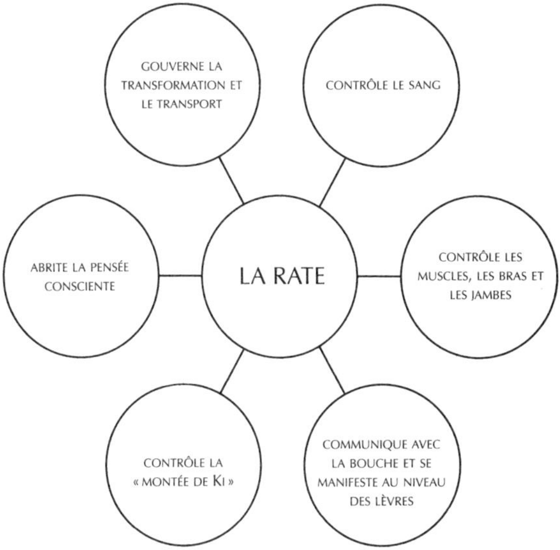

celles-ci sont directement liées à la Rate, de même que la bouche et le sens du goût.

La Rate protège contre les basculements d'organes parce qu'elle retient la « montée de Ki ». Dans le domaine des facultés mentales, la Rate influence la pensée, l'analyse, la concentration et l'étude en procurant de fortes capacités de raisonnement et de mémoire.

L'ESTOMAC

Par le biais d'un processus voisin de la fermentation (« mûrir et pourrir »), l'Estomac prépare la nourriture ingérée de façon que la Rate puisse en extraire le Ki. Il aide aussi la Rate à extraire des aliments les parties fluides, pour produire les liquides corporels.

Avec la Rate, l'Estomac contrôle le transport des essences alimentaires vers l'ensemble du corps, en particulier les muscles et les membres.

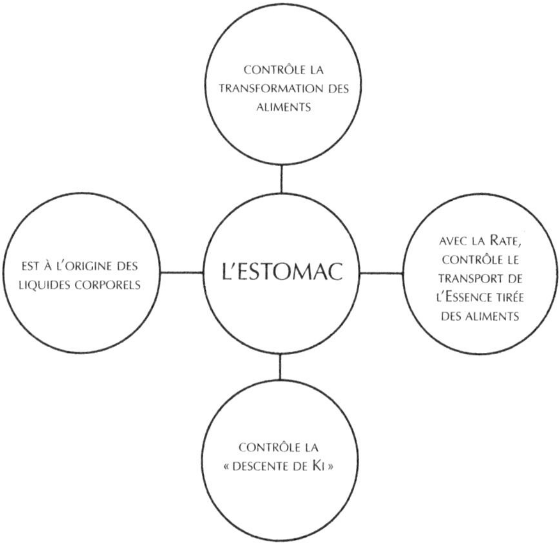

Le Ki de l'Estomac fait en sorte que la nourriture descende vers l'Intestin grêle plutôt que de remonter sous forme de renvois, de vomissements ou de hoquet (c'est ce que signifie l'expression « contrôle la descente de Ki »).

LE CŒUR

Le Cœur gouverne le sang dans la mesure où il lui donne l'élan nécessaire pour irriguer le corps tout entier. Dans le cadre de cette mission, il assure la santé et la résistance des vaisseaux sanguins. De plus, en contrôlant la transpiration, il régule la viscosité du sang en ajustant la quantité de liquides corporels qui s'y mêle. Un Cœur en bonne santé, enfin, assure une complexion parfaite.

La langue, qui est très largement irriguée, est essentiellement contrôlée par le Cœur. C'est pourquoi le Cœur commande le sens du goût et affecte la parole.

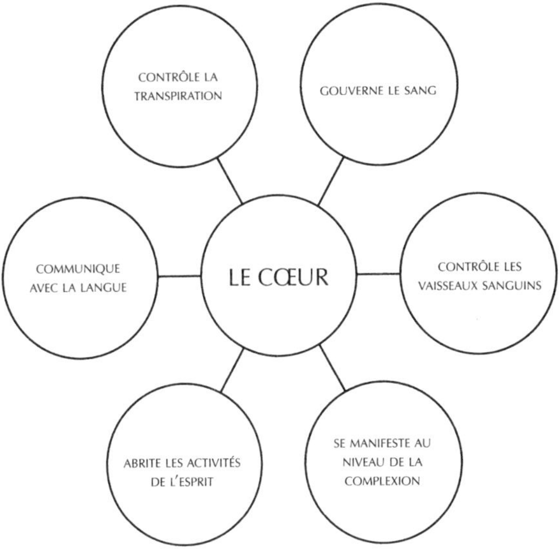

Enfin, c'est le Cœur qui influence le plus profondément l'esprit et gouverne les activités mentales comme les émotions, la conscience, l'intelligence et le sommeil. La plupart des organes jouent un rôle dans ce processus, mais le Cœur et le sang sont à la base même des facultés mentales.

LE MAÎTRE DU CŒUR

Le Maître du Cœur est étroitement lié au Cœur. Cette appellation désigne le péricarde, c'est-à-dire l'enveloppe externe du Cœur. C'est un véritable garde du corps, qui protège le Cœur contre les agressions, aussi bien les germes que les changements de température ou les traumatismes émotionnels.

Le Maître du Cœur aide le Cœur dans ses fonctions, à savoir gouverner le sang et abriter les activités mentales.

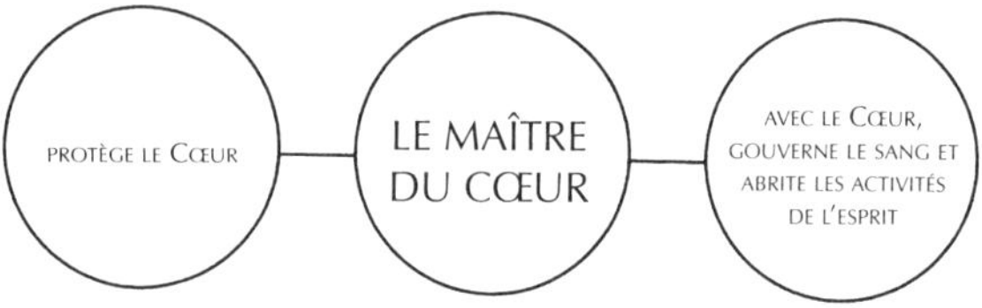

Sur le plan psychologique, le Cœur influence notre attitude envers nous-mêmes, alors que le Maître du Cœur définit nos relations avec autrui, en particulier avec nos intimes.

L'INTESTIN GRÊLE

L'Intestin grêle reçoit les aliments à la sortie de l'Estomac et sépare les éléments nutritifs des déchets. Ce processus de sélection et de discrimination se retrouve au niveau mental, dans la mesure où l'Intestin grêle nous donne la clarté d'esprit nécessaire à la prise de décision. C'est ce que signifient des expressions comme « contrôle la réception et la transformation », ou « sépare le pur de l'impur ».

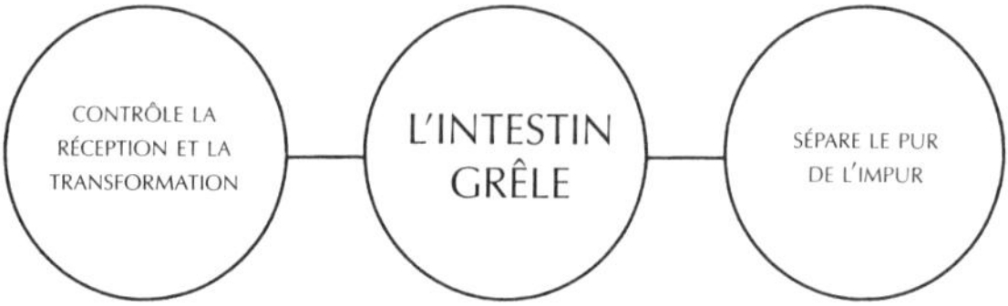

LE TRIPLE RÉCHAUFFEUR

Le Triple Réchauffeur est le seul « organe » qui n'ait pas de réalité physiologique. Il constitue une sorte de catalyseur, régulant les fonctions des organes physiques dans trois zones distinctes du corps. Le thorax est appelé « Réchauffeur supérieur » ; il aide les Poumons à distri-

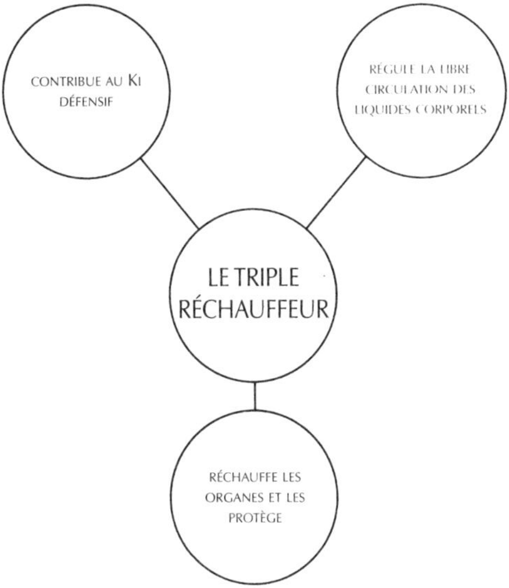

buer les liquides corporels. Le « Réchauffeur intermédiaire » se trouve entre le diaphragme et le nombril ; il facilite la digestion et le transfert des nutriments. Le « Réchauffeur inférieur » se situe sous le nombril, il aide à la séparation et à l'évacuation des fluides. Le Triple Réchauffeur est donc censé faciliter le passage harmonieux des liquides corporels d'une région à l'autre.

Il se charge aussi de distribuer l'énergie ou Ki générée au niveau du ventre (Hara) aux organes et à la périphérie du corps, contribuant de cette façon à la protection du corps (puisqu'il participe du Ki défensif). Il réchauffe et protège les divers organes.

LE FOIE

Le Foie contribue à la circulation harmonieuse du Ki à l'intérieur du corps. De plus, il stocke le sang au cours des périodes de repos et le restitue au moment d'une activité physique, assurant l'alimentation en carburant du corps, et plus particulièrement des articulations, des tendons, des yeux et des ongles.

Au plan psychologique, le Foie abrite l'âme immatérielle, qui nous donne la capacité de prévoir l'avenir et de faire des projets. Un manque de clairvoyance amène à former des plans inadéquats et peut provoquer la colère, émotion tout naturellement associée au Foie.

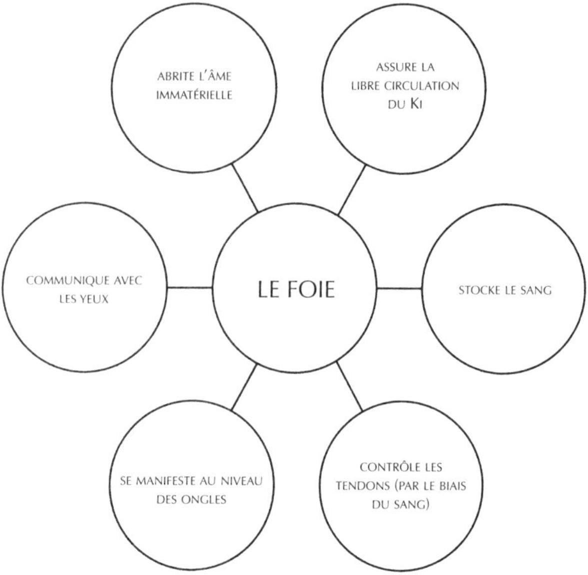

LA VÉSICULE BILIAIRE

La Vésicule biliaire est très étroitement liée au Foie dans ses fonctions, dans la mesure où elle aide le Foie à

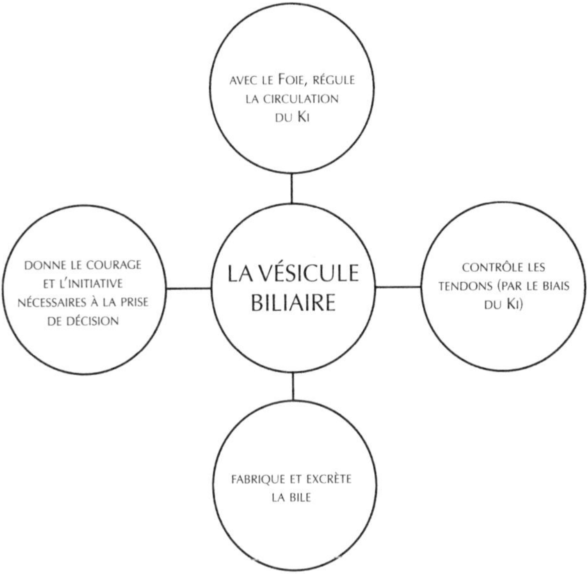

réguler le flux de Ki. De même, alors que le Foie nourrit les articulations, les tendons et les ligaments, la Vésicule biliaire les ravitaille en Ki. Sur le plan physique, la Vésicule biliaire stocke et sécrète la bile. Sur le plan psychologique, elle complète les capacités du Foie en donnant le courage et l'initiative nécessaires à la prise de décision. Tous les projets se fondent sur une suite de décisions.

Chaque organe Zangfu connaît dans la journée une période d'activité maximale, qui dure en moyenne deux heures. Le graphique ci-dessous indique la répartition de ces tranches horaires.

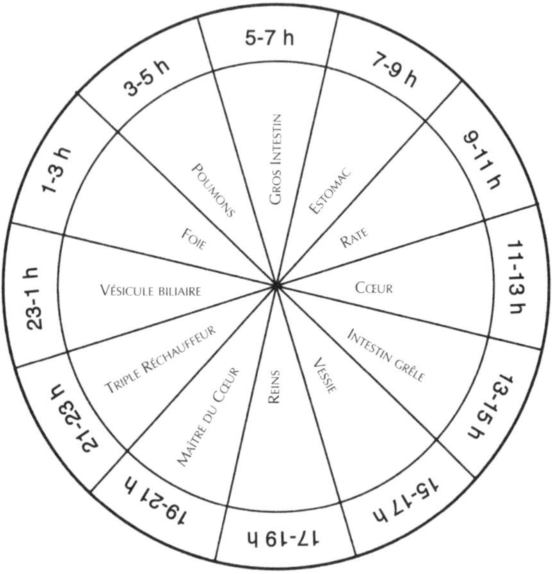

Fig. 38 : Horloge chinoise des organes

Les Cinq Éléments

Chaque paire d'organes, avec les méridiens correspondants, est liée à l'un des Cinq Éléments. La théorie des Cinq Éléments a pour objet d'établir une comparaison entre les fonctions physiques et psychologiques de l'homme d'une part et les rythmes de la nature d'autre part. En conséquence, nous pouvons apprécier l'effet des saisons, des couleurs, des saveurs, etc. sur nous-mêmes et sur les êtres humains en général.

La théorie des Cinq Éléments vient de ce que, dans l'ancienne Chine, l'humanité était considérée comme un microcosme, comme le reflet de l'Univers. La plupart des cultures qui sont très attachées à la Terre reconnaissent leur dépendance à l'égard de la nature. En revanche, la civilisation occidentale moderne a développé une philosophie fondée sur l'exploitation du monde et de ses ressources. Cette attitude, fort heureusement, est en train de changer. La description qui suit vous donnera une idée plus claire des Cinq Éléments et de leurs interactions.

Les Chinois considéraient autrefois la vie et l'Univers comme un échange incessant entre le Yin et le Yang, pôles opposés mais néanmoins complémentaires de toute chose. Pour décrire le phénomène, ils avaient défini cinq caractéristiques majeures de la nature et des êtres humains appelés « Éléments », à savoir l'Eau, le Bois, le Feu, la Terre et le Métal.

L'Eau est la source de la vie. Elle a la propriété de couler et de produire, et ne peut donc être érodée comme ce qui est fixe et improductif. Elle représente l'énergie à l'état latent, comme en hiver, lorsque la vie végète pour reprendre des forces et pour donner un nouvel élan à l'explosion du printemps. Chez l'homme, cet élan se manifeste par la volonté et le désir. Reins et Vessie sont les organes (et les méridiens) associés à l'Eau.

Le Bois représente les arbres et, d'une manière générale, tout ce qui pousse vers les côtés et vers le haut (au sens propre comme au sens figuré), comme c'est le cas au printemps. Il symbolise l'énergie nécessaire pour faire éclore les graines, et donne la capacité d'aller de l'avant et d'explorer de nouvelles possibilités. Foie et Vésicule biliaire sont les organes (et les méridiens) associés au Bois.

Le Feu est l'Élément de la chaleur et de l'été. Il intervient lorsque l'énergie débordante du printemps (Bois) a atteint son point culminant. Pour nous, il est source d'enthousiasme, de conscience de soi et de chaleur dans les relations avec les autres. Cœur, Intestin grêle, Maître du Cœur et Triple Réchauffeur sont associés au Feu.

La Terre est à l'image de l'époque des moissons, elle symbolise la fécondité et la capacité maternelle de fournir de la nourriture en abondance. Estomac et Rate sont associés à la Terre.

Le Métal est très proche du concept occidental de l'Élément Air, mais il se rapporte en outre à la période de l'année pendant laquelle la nature renouvelle la terre, comme en automne, lorsque les feuilles et les débris végétaux en décomposition recouvrent le sol. Le Métal, par conséquent, représente notre capacité à renoncer à ce qui nous est devenu inutile, ou à ce que nous sommes impuissants à retenir. Poumons et Gros Intestin (avec leurs méridiens) sont associés au Métal.

LE CYCLE DE LA CRÉATION

Ce cycle Yang est aussi appelé « cycle d'activation ». Chaque Élément est le créateur, ou la « mère », du suivant, dans la mesure où l'Eau nourrit le Bois ; le Bois

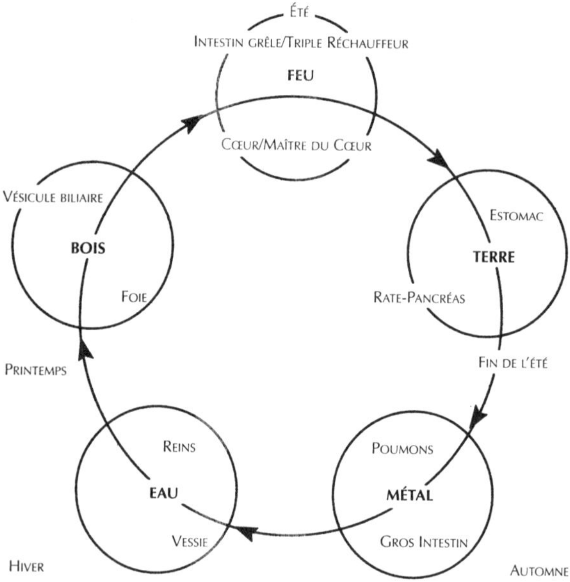

brûle pour produire le Feu ; les cendres se décomposent pour donner la Terre ; la Terre contient les gisements de Métal ; le Métal fond pour revenir à l'état liquide.

Chaque Élément en génère un autre et il est lui-même le fruit du précédent. Ainsi, le Bois est généré par l'Eau et génère le Feu. Ce phénomène est parfois exprimé de la façon suivante : « Le Bois est enfant de l'Eau et mère du Feu. »

LE CYCLE DE LA DOMINATION

On peut facilement concevoir le cycle Yin exactement inverse (également appelé « cycle d'inhibition »), comme le démontre une comparaison avec la nature : le Bois pénètre la Terre ; la Terre canalise l'Eau ; l'Eau éteint le Feu ; le Feu fait fondre le Métal ; le Métal coupe le Bois.

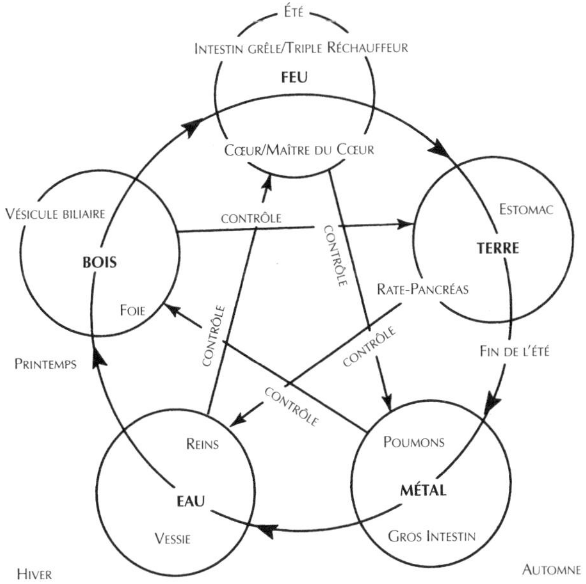

Chaque Élément intervient également dans un certain nombre de correspondances avec les êtres humains. Les voici :

	BOIS	FEU	TERRE	MÉTAL	EAU
Organe/ Yin et son méridien	Foie	Cœur/ Maître du Cœur	Rate	Poumons	Reins
Organe Yang et son méridien	Vésicule biliaire	Intestin grêle/ Triple Réchauffeur	Estomac	Gros Intestin	Vessie
Tissus	Ligaments, tendons	Vaisseaux sanguins	Muscles	Peau	Squelette
Organes des sens	Yeux	Langue	Bouche	Nez	Oreilles
Saveur	Acide	Amer	Sucré	Piquant	Salé
Odeur	Rance	Brûlé	Douceâtre/entêtante	Fétide/pourri	Putride
Moment de la journée	Matin	Midi	Fin d'après-midi	Soir	Nuit
Activité	Début d'activité	Activité à son comble	Déclin d'activité	Équilibre activité/repos	Repos
Capacité mentale	Planification, suivi, contrôle	Sensibilité et amour	Concentration et analyse	Acceptation, renoncement	Volonté et endurance
Émotions	Colère	Joie	Réflexion, souci, sympathie	Tristesse, chagrin	Peur
Voix	Cris	Rire	Chant	Pleurs	Grognements

	BOIS	FEU	TERRE	MÉTAL	EAU
Saison	Printemps	Été	Fin d'été ou passage d'une saison à l'autre	Automne	Hiver
Couleur	Vert	Rouge	Jaune	Blanc	Noir/Bleu
Facteur climatique	Vent	Chaleur	Humidité	Séche-resse	Froid
Stade de dévelop-pement	Naissance	Crois-sance	Transfor-mation	Moisson	Stockage

Chaque Élément est lié à un certain nombre de phénomènes naturels. Voici les principales correspondances :

Les Éléments et leurs caractéristiques

Ce récapitulatif est destiné à mettre en contexte les correspondances établies sur les tableaux.

Le Bois

Le Bois est associé au matin et au commencement de nos actes. Il nous donne la capacité de prévoir, de contrôler et d'assumer, et nous offre le luxe de la colère. Le Bois est lié à l'organe Yin du Foie, qui abrite l'âme immatérielle. L'âme commande notre évolution personnelle, elle est source d'espoir et de clairvoyance. L'organe Yang lié au bois est la Vésicule biliaire, siège de l'initiative. Une personne à dominante Bois aura la voix forte et bien timbrée, et une légère odeur de rance. Elle sera de tempérament autoritaire, bien organisée et facilement irritable.

Le Feu

Cet Élément est associé au milieu du jour et à l'activité à son comble. Il représente la conscience de notre identité, et notre envie de faire la fête, car il induit notre capacité à éprouver joie et amour. Le Feu est lié à l'organe Yin du Cœur, qui abrite les capacités mentales. L'esprit est le siège de la prise de conscience, de la pensée et des émotions. Il requiert un Ki minimal. L'Élément Feu comporte aussi les organes de l'Intestin grêle, du Maître du Cœur et du Triple Réchauffeur. Une personne à dominante Feu aura le visage fortement coloré, une voix rieuse et présentera une faible odeur de brûlé. Elle sera de nature sensible, plutôt susceptible et sujette à des changements d'humeur.

La Terre

La Terre est associée au déclin du jour et de l'activité. Elle procure la capacité de se concentrer et d'analyser, et induit une tendance à la réflexion – souvent excessive. Elle est liée à l'organe Yin de la Rate, qui abrite la pensée consciente. La Pensée procure à l'Esprit un processus de raisonnement logique, de même que la Rate soumet la nourriture à un processus de digestion. L'organe Yang qui lui correspond est l'Estomac, siège de notre capacité à écouter et à assimiler. Une personne à dominante Terre aura un teint jaunâtre, une voix aux intonations chantantes et une odeur légèrement douceâtre ou entêtante. Ces personnes sont généralement dotées d'une grande capacité d'écoute et de compassion.

Le Métal

Le Métal est associé au soir, et à l'équilibre entre activité et repos. Il nous enseigne le sens de nos limites, du seuil au-delà duquel il est nécessaire de renoncer. Le Métal est lié au processus de résignation dans la mesure où il abrite notre « âme corporelle », source de notre vitalité animale et de l'optimisme inhérent. Lorsque notre esprit corporel est affecté, nous devenons dépendants. L'organe Yang associé au Métal est le Gros Intestin. Une personne à dominante Métal aura le teint blafard, des larmes dans la voix et une faible odeur de pourri. Bien que ces personnes se sentent facilement « investies », elles deviennent volontiers mélancoliques si elles perdent le contact avec les êtres qui tiennent une place importante dans leur vie.

L'Eau

L'Eau est associée à la nuit et au repos. Elle est à l'origine de notre instinct de survie et nous procure un sentiment de peur, de même que le désir de procréer. Elle est la source de notre volonté et donne à notre esprit son endurance. L'Eau est liée à l'organe Yin des Reins, qui abrite l'Essence, fondement de notre force de constitution. L'organe Yang qui lui correspond est la Vessie. Une personne dont la dominante est l'Eau aura le teint bleuté, des grognements dans la voix et présentera une légère odeur putride (sensible au niveau de la poitrine ou du dos). Elle sera de caractère timide, ou peu sûre d'elle.

Les Cinq Éléments et le shiatsu

Les Cinq Éléments offrent une structure souple et riche d'enseignement, qui permet au praticien de comprendre la psychologie du patient et peut l'amener, s'il est suffisamment attentif, à découvrir les causes internes de la maladie.

Chacune des émotions liées aux Cinq Éléments, la peur (Eau), la colère (Bois), la joie (Feu), la réflexion (Terre) et le chagrin (Métal) sont nécessaires à l'équilibre de notre personnalité. Toutefois, si nous faisons une part trop importante à l'une de ces attitudes au détriment des autres, elle risque de dégénérer en passion et de dominer notre psyché. Nous constatons par exemple, d'après le cycle de la domination, que l'Élément Eau « contrôle » le Feu. Si notre part d'Eau est trop souvent sollicitée, les Reins (Eau) ne parviendront plus à humidifier ou à « contrôler » le Cœur (Feu). Cette situation amènera l'esprit à la nervosité, à la surexcitation. En conséquence, un vague sentiment de peur suscité par une faiblesse de l'Élément Eau, associé à la nervosité induite par un contrôle déficient de l'Élément Feu, risque de conduire à l'anxiété.

Comprendre les causes de l'anxiété du patient sous cet angle amènera le praticien de shiatsu à définir une stratégie thérapeutique appropriée. Dans ce cas précis, il obtiendra d'excellents résultats par la tonification du méridien du Rein, complétée par une dispersion au niveau du méridien du Cœur.

Les causes de la maladie

Une maladie est la conséquence d'un déséquilibre Yin/Yang, qui perturbe le flux normal, abondant et harmonieux du Ki.

Le shiatsu, de même que l'acupuncture et d'autres thérapies fondées sur la médecine orientale, considère que les causes de la maladie sont les suivantes :

a) causes internes (émotions, par exemple)
b) causes externes (facteurs climatiques, par exemple)
c) autres

Les causes internes de la maladie

Chaque organe, et par conséquent le méridien qui lui est associé, entretient des rapports étroits avec une gamme d'émotions. Par exemple, un déséquilibre du Foie peut provoquer un excès de colère ; à l'inverse, un sentiment de colère permanent peut amener un blocage au niveau du méridien du Foie. Lorsqu'il s'agit d'établir un diagnostic, il est donc indispensable d'accorder une importance égale au corps et à l'esprit. Il existe sept émotions fondamentales, qui sont susceptibles de provoquer des maladies :

- La peur
- La colère
- La surexcitation
- Le choc émotionnel
- Le souci
- La réflexion excessive
- La tristesse

Dans des circonstances normales, ces émotions jouent un rôle positif dans notre vie. Mais si elles prennent des proportions excessives et submergent notre psyché, elles peuvent compromettre notre santé.

La peur

Une peur intense ou prolongée affaiblit les Reins et, dans une certaine mesure, perturbe le Cœur, provoquant anxiété et sentiment d'insécurité. En conséquence, les techniques de shiatsu destinées à renforcer les Reins contribueront aussi à supprimer les effets de la peur et de l'anxiété, peut-être même à procurer l'énergie nécessaire à une plus grande confiance en soi.

La colère

Une colère violente ou disproportionnée affecte douloureusement le Foie. Cette situation provoque des maux de tête, de la diarrhée, éventuellement une raideur des articulations accompagnée de douleurs. La colère, la frustration, l'irritabilité et la rancune empêchent le Ki de circuler librement dans les méridiens. Une application de shiatsu destinée à harmoniser le Foie facilite la circulation du Ki dans tout le corps et supprime les effets de la colère.

La surexcitation

La surexcitation liée à un degré anormal de stimulation mentale peut interférer avec le Cœur, ce qui provoque instabilité émotionnelle, anxiété ou névroses obsessionnelles. Une application de shiatsu pour harmoniser le Cœur calmera efficacement l'esprit.

Le choc émotionnel

Un choc émotionnel provoque l'éparpillement du Ki et contrarie le bon fonctionnement des Reins, du Cœur et, dans une certaine mesure, de l'Intestin grêle. Le Ki du Cœur est rapidement affaibli, et un apport supplémentaire de Ki devient nécessaire de la part des Reins. Les Reins se trouvent donc à leur tour sollicités avec excès, ce qui amène raisonnablement à une tonification intensive des Reins.

Le souci et la réflexion excessive

Le souci et la réflexion excessive tendant à la mélancolie perturbent le bon fonctionnement de la Rate et du Pancréas et, dans une certaine mesure, des Poumons. La tension de la Rate et du Pancréas influent sur la digestion, tandis que le dysfonctionnement des Poumons entraîne des difficultés respiratoires. Les pressions de la vie moderne accentuent notre tendance à nous faire du souci. Plusieurs techniques de shiatsu ont pour objet de faciliter la respiration, d'améliorer la digestion et d'harmoniser la Rate et les Poumons.

La tristesse

Tristesse et chagrin affectent les Poumons plus gravement encore que les soucis. Si les Poumons sont gravement atteints, le système immunitaire, dans lequel ils jouent un rôle majeur, se trouve très affaibli. Le remède, véritablement très efficace, consiste à tonifier régulièrement l'énergie du Poumon.

Les causes externes de la maladie

Alors que les causes internes de la maladie sont subtiles et diffuses, les causes externes sont plus nettes. Le vent, le froid, la chaleur, l'humidité ou la sécheresse nous affectent lorsque nous sommes en état de moindre résistance, ou si nous y sommes soumis de manière intensive ou prolongée. Les symptômes provoqués par le vent concernent essentiellement la tête, et peuvent se déclencher et disparaître de manière subite, aussi brutale que les sautes de vent elles-mêmes. C'est le cas du torticolis, de l'écoulement nasal, des éternuements, de la toux et des crises de frissons. Le vent touche essentiellement le méridien du Foie, entraînant une raideur douloureuse des articulations, des spasmes et des migraines. Des techniques de dispersion et de circulation de Ki, via le méridien du Foie, sont par conséquent tout à fait adaptées à ces situations.

L'humidité ambiante qui pénètre le corps affaiblit la Rate et le Pancréas, perturbant le processus de digestion et provoquant une accumulation de sécrétions et de mucosités dans l'organisme. Le shiatsu permettant d'harmoniser la Rate est tout indiqué dans ce cas.

Le shiatsu peut aussi agir contre les problèmes provoqués par le froid, la chaleur ou la sécheresse, mais ses effets sont moins évidents que ceux de l'acupuncture, de préférence associée à la phytothérapie.

AUTRES CAUSES

Un certain nombre de causes n'entrent pas dans les catégories ci-dessus. Ce sont :

- La faiblesse de constitution
- Les mauvaises habitudes alimentaires
- Le surmenage
- L'activité sexuelle excessive
- Les traumatismes
- Les parasites et les poisons

LA FAIBLESSE DE CONSTITUTION

Nous héritons notre constitution de nos parents. Elle est donc largement déterminée à l'avance. Une constitution robuste assure bien évidemment une plus grande facilité à rester en bonne santé. Cette résistance conditionne la quantité de Ki disponible pour lutter contre les divers facteurs de stress qui nous menacent.

Mais une constitution même robuste est mise à mal par le surmenage, l'excès d'activité sexuelle ou la consommation de drogues. Si votre praticien constate des symptômes indiquant une faiblesse de constitution, il vous conseillera un certain nombre d'exercices capables de la renforcer. Le tai-chi, le yoga et la méditation taoïste peuvent être d'un grand secours à cet égard. N'oubliez pas, en tout cas, qu'il est beaucoup plus facile de perdre ses forces que de les récupérer. Le simple fait d'exister use nos ressources : c'est la raison pour laquelle nous finirons par mourir. À cet instant, nous aurons épuisé notre réserve de Ki.

Les Reins ont un rôle majeur à jouer en cas de faiblesse de constitution. C'est pourquoi votre praticien s'efforcera, pendant un temps assez long, de tonifier le méridien du Rein et les acupoints, ou tsubos, dont on sait qu'ils agissent sur ce type de carence.

Les mauvaises habitudes alimentaires

Dans la plupart des cas, notre santé dépend en grande partie de notre mode d'alimentation. Le shiatsu peut contribuer à améliorer le système digestif, mais aucun des problèmes induits par un régime inapproprié ou par la malnutrition ne peut être résolu tant que rien n'est fait sur le plan alimentaire.

Le surmenage

L'extrême fatigue physique ou intellectuelle, comme nous l'avons dit plus haut, use notre résistance. Du point de vue de la médecine orientale, la Rate est particulièrement sollicitée dans ce cas, parce que le surmenage physique met à contribution les muscles gouvernés par la Rate. Le shiatsu est d'un grand secours pour soulager les douleurs musculaires, car il agit sur la circulation et le tonus.

L'énergie de la Rate est aussi très importante sur le plan psychologique, c'est pourquoi le surmenage intellectuel affaiblit la Rate dans les mêmes proportions.

Dans ce cas, le shiatsu se révèle très utile, surtout s'il est associé à un régime alimentaire adapté et à l'utilisation de plantes tonifiantes.

L'activité sexuelle excessive

Le terme « excessif », dans ce domaine, est bien évidemment fonction de votre vigueur personnelle. Les pertes fréquentes de sperme, chez l'homme, ou les naissances, chez la femme, diminuent les réserves de Ki. La médecine orientale préconise d'espacer les éjaculations ou les naissances, de manière à donner à l'Essence le temps de se refaire. Cette période de récupération est d'autant plus longue que votre constitution est plus faible. Comme vous l'auriez compris de vous-même, la tonification au niveau du méridien du Rein se révèle donc très utile dans ce cas.

Les traumatismes

Par traumatismes, j'entends ici des accidents physiques comme les fractures, les plaies ou les ecchymoses. Il va de soi que le service des urgences est plus adapté à la situation que le recours au shiatsu. Cependant, en cas de blessures anciennes, le shiatsu permet d'accroître le Ki et d'améliorer la circulation du sang, qui se trouve souvent bloqué au niveau des cicatrices ou des tissus lésés.

Les parasites et les poisons

Les vers intestinaux et les empoisonnements par imprudence affectent en particulier les jeunes enfants. Ce ne sont bien évidemment pas des cas qui relèvent du shiatsu.

3

Une séance de shiatsu et ce qu'on peut en attendre

Le bilan de santé

Une séance de shiatsu dure entre quarante minutes et une heure. La première séance à laquelle vous assisterez sera sans doute légèrement plus longue, dans la mesure où le praticien, à ce stade, devra établir un bilan de santé complet. Cet examen est destiné à définir les causes de votre inconfort. Il mettra en lumière les divers aspects de votre corps et de votre esprit qui risquent d'être affectés par une baisse de vitalité en cas de stress ou de maladie.

Pour établir votre bilan de santé, le praticien dispose en gros de quatre moyens :

- L'examen visuel
- Les questions
- L'écoute
- Le toucher

L'examen visuel

Le praticien note la coloration de votre peau, les traits de votre visage, les taches ou autres anomalies qui le renseignent sur vos points faibles. Votre attitude et votre

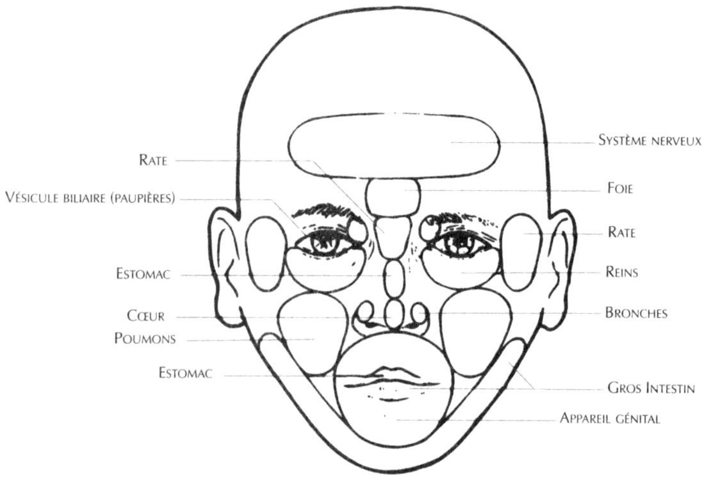

Fig. 41 : Zones de diagnostic du visage

comportement sont également très instructifs. Un examen attentif de la langue permet de déceler un certain nombre de déséquilibres.

Il se peut que l'idée de cet examen vous mette mal à l'aise, que vous vous inquiétiez de ce que le praticien puisse lire en vous comme dans un livre ouvert. Rappelez-vous, toutefois, qu'il se contente d'évaluer votre état de santé, puisque vous êtes venu le consulter dans l'espoir de trouver un remède à vos maux. Il n'émet aucun jugement sur vous en tant que personne. D'ailleurs, si vous êtes venu le voir uniquement pour vous relaxer ou vous remettre en forme, il est vraisemblable que ce bilan sera très succinct.

Les questions

Le praticien vous posera sans doute un certain nombre de questions sur vos symptômes passés et présents, sur les traitements que vous recevez ou que vous avez reçus;

sur l'état de santé de vos parents; sur votre mode de vie, votre âge, votre appétit, vos goûts et vos dégoûts, etc., dans le but d'affiner les constatations que l'examen visuel lui aura permis de faire. Rassurez-vous, ce n'est pas un interrogatoire en règle, c'est une simple conversation, au cours de laquelle vous aurez l'opportunité de mettre en relief les faits qui vous semblent pertinents. Bien entendu, toutes les informations recueillies au cours du bilan de santé sont strictement confidentielles, en vertu du code déontologique des professions médicales et apparentées.

L'ÉCOUTE

En dehors de ce que vous dites, c'est aussi votre ton de voix qui intéresse votre praticien. Une intonation mélancolique, par exemple, le confirmera dans le sentiment que vous vous appesantissez volontiers sur les sujets qui vous affligent, et l'incitera à travailler en priorité sur les méridiens du Poumon et du Gros Intestin.

D'une manière générale, une voix faible et sans relief indique une carence de Ki, alors qu'une voix forte et bien timbrée est le signe d'une abondance de Ki. Une élocution difficile, le bégaiement, des réponses brèves ou saccadées laissent à penser que les méridiens du Cœur ou du Foie ont besoin d'être stimulés.

LE TOUCHER

La définition même du shiatsu impliquant le toucher, il est logique que celui-ci soit l'élément essentiel sur lequel se fonde le praticien pour établir un bilan.

Un praticien expérimenté est en mesure de détecter les blocages, les carences ou les excès de Ki au niveau d'une partie quelconque de votre corps, parce qu'elle présente au toucher une « nature » ou un type de réaction spécifiques. C'est vrai en particulier des points situés sur les quatorze méridiens qui permettent la circulation de l'énergie. Lorsqu'un excès de Ki provoque un blocage sur un méridien, ce blocage provoque un léger gonflement à l'endroit où le Ki fait une tentative de sortie. Cette zone est « active » et « dure », la peau est comme un ballon de baudruche trop gonflé. Plus on appuie, plus elle résiste. Même si le gonflement est absent, l'énergie est comprimée et sous pression. Pour continuer la métaphore du ballon, il est important de ne pas appuyer trop fort, sous peine d'explosion. De fait, une pression trop violente et trop directe sur une zone bloquée aurait pour corollaire une explosion de douleur. Les zones bloquées n'ont qu'une envie, qu'on les laisse tranquilles. Un bon praticien saura donc détecter les points qui, au contraire, manquent de Ki, pour susciter un transfert de Ki des zones saturées vers les zones vides. La méthode consiste à exercer une pression ferme sur les tsubos défaillants.

Une carence énergétique dans une zone déterminée donne l'impression qu'elle est vide, sans vie et sans tonus. Elle se manifeste parfois par un léger affaissement des contours du corps et une impression de mollesse, d'absence de résistance. Il peut arriver au contraire qu'elle soit dure, non pas à la façon d'un ballon ou d'un pneu surgonflé, mais plutôt comme la croûte desséchée d'un pain rassis. Rappelez-vous comme ce pain frais tout chaud était croustillant à sa sortie du four.

Lorsque le Ki est insuffisant, il peut aussi « faire semblant », un peu comme si, dans un restaurant bondé, deux serveurs essayaient de faire le travail de douze serveurs. Ce serait la panique. Dans ce cas, il est important de calmer les ardeurs déraisonnables du Ki, et c'est ce que fait le praticien. Les figures 4, 5 et 6 (p. 14-15) récapitulent ces différentes approches.

En plus des zones où il sait pouvoir détecter une surabondance ou une carence de Ki au niveau des méridiens, le praticien s'intéressera à votre ventre, avec votre assentiment, en vous demandant de rester allongé sur le dos. Cet examen lui permettra de déceler les interactions de Ki entre organes et méridiens. Avec l'expérience, il saura déterminer deux ou trois méridiens, peut-être même un seul, qui sont à l'origine de vos déséquilibres. L'abdomen présente plusieurs zones, dont chacune correspond à un méridien. Il suffit au praticien de toucher ces zones, d'une pression ferme ou légère, ou simplement de sentir la chaleur dégagée à l'aide de ses paumes, sans contact direct, pour établir son diagnostic. La figure 42 (p. 88) montre la répartition de ces zones.

Le dos présente également des points de correspondance avec les différents organes internes et leurs méridiens (voir fig. 43, p. 89). Un œil exercé reconnaîtra facilement les défaillances, car rien ne vaut la pratique.

Certains praticiens, comme le font les acupuncteurs, examineront attentivement vos poignets. Il existe sur chacun six emplacements où l'on peut lire le pouls, soit douze emplacements pour les deux poignets, qui renseignent très exactement sur la nature du Ki au niveau des organes et des fonctions du corps.

Les préparatifs, ou comment tirer le meilleur parti possible d'une séance de shiatsu

Il est probable que vous étiez déjà en position allongée pour la phase d'évaluation de votre état de santé, sauf si votre praticien a préféré établir ce diagnostic en position assise. Il vous a prié de garder une seule épaisseur de vêtements, de préférence en coton, en évitant les tissus synthétiques. C'est important, car votre praticien détectera beaucoup mieux les déséquilibres de Ki à travers une étoffe. Pourquoi ? Parce que le contact direct avec la peau risque de distraire son attention en surface, alors que le siège du Ki se trouve un peu en dessous. Les fibres synthétiques sont à proscrire : elles perturbent la sensibilité tactile, vraisemblablement parce qu'elles produisent de l'électricité statique, alors que les fibres naturelles sont neutres. La présence d'une couche de vêtements est importante; si votre praticien insiste pour travailler sur la peau nue, méfiez-vous : demandez à voir

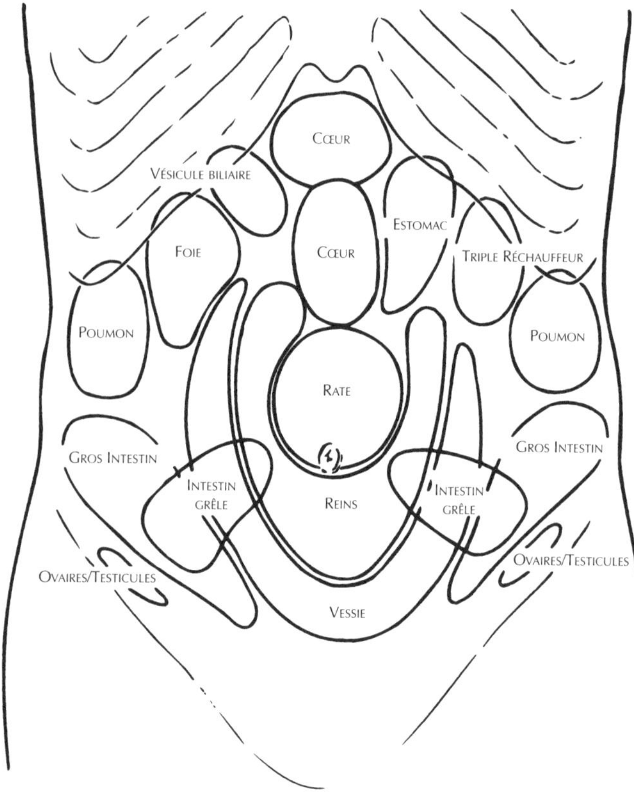

Fig. 42 : Zones de diagnostic au niveau du ventre (Hara)

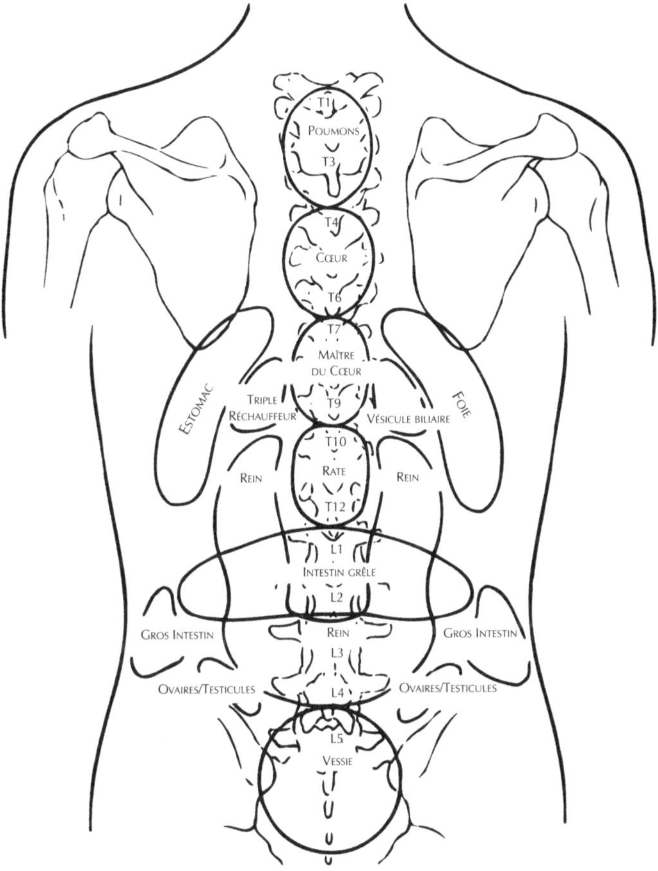

Fig. 43 : Zones de diagnostic au niveau du dos

son diplôme. Le vêtement léger a l'avantage de lever les ambiguïtés sexuelles, et permet par ailleurs de pratiquer cette discipline en tous lieux, ou presque.

On vous aura sans doute conseillé de ne pas avoir pris de repas copieux dans les deux ou trois heures précédant la séance. C'est simplement parce qu'il est très désagréable de rester allongé tout en subissant des pressions prolongées sur un estomac plein. Si vous venez de manger, il est toutefois possible de recevoir un traitement en restant assis, ou en vous allongeant sur le flanc. Il est préférable de ne pas être complètement à jeun, car avoir faim ne vous mettrait pas non plus dans les meilleures dispositions.

Idéalement, vous prendrez une douche avant la séance. Se laver et enfiler des vêtements propres réservés à ce type de séance contribuera certainement à vous mettre à l'aise. Le praticien avisé fera de même. Bien entendu, ces préparatifs ne sont pas toujours possibles, surtout si vous êtes amené à recevoir des soins à l'improviste pour une affection aiguë, une violente migraine par exemple.

Les principales qualités d'un bon praticien

Avant toute chose, le praticien posera sur vous une main, ou les deux, et se tiendra parfaitement immobile, de façon à concentrer au maximum son esprit sur votre cas particulier. Cette entrée en matière lui permet d'établir avec votre corps une connexion aussi étroite que possible et de détecter les changements et les déséquilibres d'énergie les plus subtils. Si l'esprit du praticien est occupé ailleurs, s'il se remémore le passé ou anticipe l'avenir, ou simplement s'il pense à autre chose, il ne pourra pas saisir ces différences de Ki.

Pour que vous compreniez mieux le déroulement d'une séance, il est utile que vous gardiez en mémoire les principales qualités qui sont celles d'un bon praticien :

La motivation	Le soutien de préférence à la force
La connexion positive	
La respiration régulière	La pression convenable
Le choix du centre de gravité	La compétence technique, la fluidité, le naturel
La relaxation et le confort	
L'esprit libre	L'empathie

La motivation

Si quelqu'un souhaite vous aider à vous sentir mieux aussi fortement que vous souhaitez vous-même vous sentir mieux, les bases d'une thérapie efficace sont jetées. Vouloir aider les autres est l'une des motivations essentielles d'un bon praticien de shiatsu, et ce n'est qu'à cette condition qu'il sera admis au sein de la Shiatsu Society.

La respiration régulière

Le rythme de la respiration est étroitement lié à la pensée. En conséquence, lorsque l'esprit se disperse, la respiration est anarchique. La concentration d'esprit va de pair avec une respiration lente et régulière. À l'inverse, respirer lentement et régulièrement aide à se concentrer. Votre praticien a suivi une formation spécialisée, au cours de laquelle il a appris à respirer et à se concentrer. Pour déceler les caractéristiques les plus subtiles de votre corps, il a besoin d'un esprit clair. Beaucoup de praticiens de shiatsu se livrent par ailleurs à des exercices de tai-chi, de yoga ou de méditation pour améliorer leur concentration d'esprit.

Le choix du centre de gravité

Il est important pour le praticien de trouver son équilibre et de le garder. Dans ce but, il a appris à maintenir son centre de gravité aussi bas que possible, ce qui lui assure une stabilité maximale. C'est cet ancrage stable qui lui permet de relâcher régulièrement les muscles du cou, du dos et des épaules. Lorsque le centre de gravité est trop haut, il faut continuellement crisper ses muscles pour tenir en équilibre, ce qui provoque fatigue et manque d'attention.

Pour maintenir au plus bas son centre de gravité, votre praticien :

- ouvre les cuisses le plus largement possible;
- décontracte son ventre pour respirer de façon profonde et régulière;
- se concentre sur sa respiration, de façon à ne pas se laisser distraire mentalement;
- imagine que tout son poids repose sur la face inférieure de ses membres, par exemple le dessous des avant-bras, le bas du ventre, etc.

Une fois défini ce centre de gravité, tous les mouvements proviennent du ventre. De cette façon, le poids remplace la force, ce qui permet de rester parfaitement décontracté. Le praticien peut dès lors travailler sans fatigue et concentrer son énergie sur vous, plutôt que sur sa propre lassitude ou sur l'inconfort d'une mauvaise position.

La relaxation et le confort

La respiration régulière et la définition d'un centre de gravité très bas permettent au praticien d'être totalement décontracté. C'est tout à l'avantage du patient, parce qu'une relation fondée sur le toucher ne pourrait qu'être parasitée par la tension physique du praticien. Certes, la décontraction est également contagieuse, mais c'est exactement ce que le patient recherche lorsqu'il consulte un spécialiste du shiatsu.

Relaxation et confort seront accentués si l'environnement est paisible et agréable. Le fait de porter un léger vêtement de coton plutôt que des textiles synthétiques, de privilégier les lumières tamisées et de reposer son estomac ne peut par ailleurs que contribuer à l'ambiance saine et détendue et améliorer notablement le niveau d'énergie.

Le praticien de shiatsu doit allier une bonne capacité d'intuition à des connaissances solides, pour passer avec succès de la théorie à la pratique. Ce n'est qu'en comprenant les choses de l'intérieur que l'on peut les utiliser presque instinctivement. Le shiatsu est affaire de sensations plutôt que de réflexion. Un praticien ne peut pas sans cesse réfléchir à ce qu'il fait ou à ce qu'il devrait faire, parce que ces hésitations aussi sont polluantes. Si le praticien garde l'esprit libre, le patient n'en sera que mieux disposé à calmer son propre esprit agité. Stress et tension sont directement proportionnels à cette agitation perpétuelle de l'esprit. De la même façon, la relaxation et les chances de guérison sont fonction de la paix de l'esprit.

LE SOUTIEN DE PRÉFÉRENCE À LA FORCE

Lorsque nous bousculons nos semblables, tant sur le plan physique que sur le plan psychologique, nous nous heurtons à une résistance, dans la mesure où ils se dérobent ou se referment sur eux-mêmes. Au contraire, si nous leur offrons notre soutien, ils se sentent en sécurité, ils nous font confiance et prennent plaisir à notre présence. Cette réalité s'applique aussi à une séance de shiatsu.

Le praticien vous offre son soutien sous plusieurs formes. En premier lieu, il se propose de vous aider à vous sentir en meilleure forme, à être plus détendu, mais sans vous obliger à quoi que ce soit. Les spécialistes de shiatsu se considèrent comme des catalyseurs capables d'aider la nature à retrouver son équilibre plutôt que comme des agents d'éradication des maladies.

Deuxièmement, le praticien vous offre son soutien physique pour assurer concrètement votre stabilité pendant la séance. La position la plus stable est de rester allongé sur le ventre ou sur le dos, de manière à reposer entièrement sur le sol. Dans cette position, vous pouvez vous détendre sans craindre de tomber. Si vous êtes allongé sur le côté, on vous donnera un coussin pour

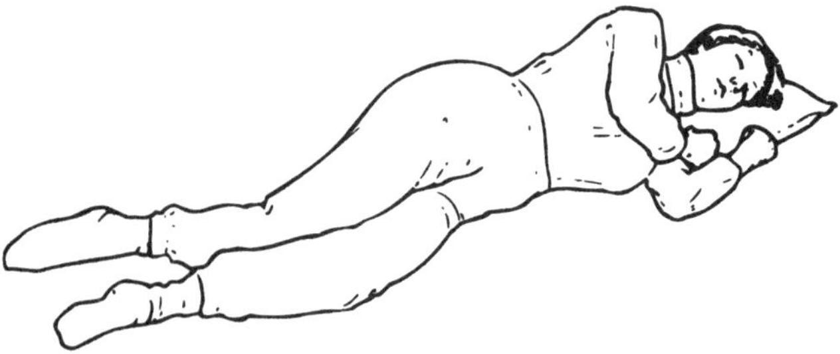

Fig. 44 : Position couchée sur le côté

soutenir votre tête et vos jambes seront placées de façon à empêcher votre corps de rouler en arrière.

En bref, plus votre corps est vertical, plus les contacts seront appuyés, pour équilibrer le centre de gravité. Par conséquent, le shiatsu en position assise oblige le praticien à maintenir un contact corporel plus grand, afin de vous éviter de tomber.

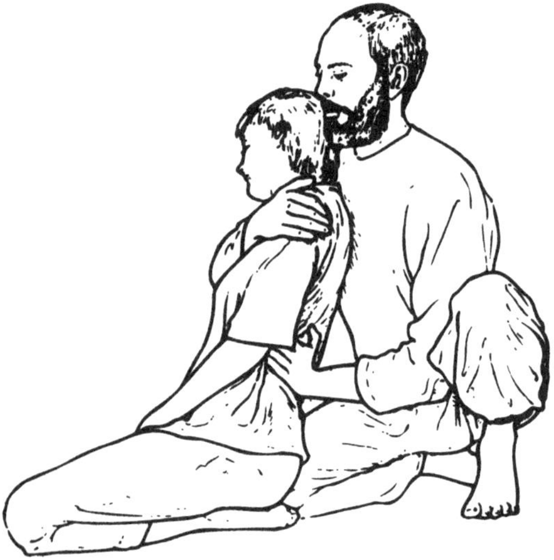

Fig. 45 : Position assise = contact physique maximal

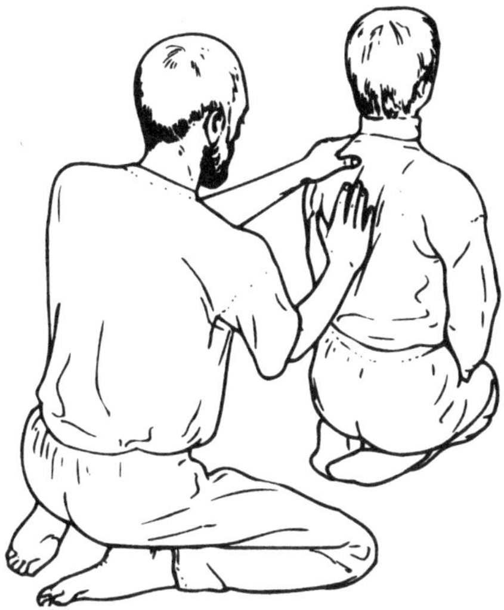

Fig. 46 : Un contact physique plus discret

Il se peut cependant que vous soyez de ceux qui ne supportent pas qu'on les tienne de trop près, auquel cas votre praticien vous soutiendra à bras tendus, vous obligeant à des efforts plus grands pour maintenir votre équilibre. C'est aussi tout un art, dans le cadre du shiatsu, de déterminer dans quelles proportions vous avez besoin d'être aidé.

Troisièmement, le toucher est une forme de soutien. Même en sachant que vous ne tomberez pas pendant la séance, vous pourriez néanmoins réagir si vous vous sentiez poussé. C'est pourquoi le praticien se penche sur vous, de façon que les pressions exercées ne soient pas repoussées.

Enfin, la quatrième façon, pour le praticien, de vous offrir son soutien est de vous expliquer les effets secondaires possibles d'une séance. Il se peut que vous souffriez d'une légère migraine, ou d'une aggravation temporaire des symptômes après un traitement, le temps que votre corps assimile les données de son nouvel équilibre. Des explications claires dissiperont vos inquiétudes.

La connexion positive

La connexion positive se réfère à la fois à la relation qui s'installe entre le praticien et le patient, et à la nature du toucher pratiqué. Au cours de la première séance, le praticien cherchera à savoir quels sont vos terrains d'entente, de façon que vous puissiez bavarder amicalement.

Sur le plan physique, il est important que le toucher soit « conscient », et non pas automatique. C'est ce qui se passe lorsque le praticien se concentre sur vos problèmes et sur vos réactions. Le Ki suit le chemin de l'esprit, et le praticien ne peut vous transmettre son énergie que par le biais d'un toucher conscient. Pendant le toucher automatique, l'esprit est ailleurs. Si bien que le Ki ne peut pas être détecté, ni projeté. Seuls les êtres humains ont le pouvoir de guérir par imposition des mains, c'est pourquoi il ne faut accorder aucun crédit à ces machines miraculeuses ou à ces « divans de shiatsu » qui sont censés exercer une pression bénéfique sur des points précis et vous remettre en forme d'un coup de baguette magique.

Le toucher conscient des deux mains est plus efficace encore. Lorsque l'on sent un point de contact, l'esprit est spontanément attiré vers ce point unique. Dans le cas de deux points, l'esprit se concentre sur le lien qui s'établit entre les deux. De cette façon, une zone plus importante se trouve tout naturellement concernée par le traitement. Le praticien crée autant de points de contact que possible, en appuyant contre vous un genou, ou les deux, de sorte que vous vous sentiez complètement enveloppé et protégé. Cette méthode apporte un sentiment de soutien beaucoup plus grand, la séance est encore plus profitable.

La pression convenable

Une pression ferme appliquée à angle droit est la technique utilisée pour renforcer un Ki défaillant, alors que les mouvements de rotation, de balancement ou d'encerclement sont destinés à disperser le Ki bloqué. Si vous vous intéressez au shiatsu, c'est parce que vous en attendez des bénéfices : vous n'êtes pas dans votre assiette, vous manquez d'énergie. Peut-être même êtes-vous affligé d'une maladie chronique. Ou alors, vous vous sentez frustré, brimé d'une manière ou d'une autre, et vous avez besoin d'une « soupape » pour évacuer votre stress. Une baisse d'énergie appelle des exercices de tonification. La dispersion est plus adaptée aux situations de blocage ou de frustration, mais qui dit blocage dit aussi faiblesse sous-jacente. C'est pourquoi, selon les moments, les différentes techniques du shiatsu vous seront appliquées. Un traitement énergique, assorti de balancements, d'étirements et de tapotements est tout indiqué lorsque le patient souffre de nombreux blocages de Ki. Mais une séance de shiatsu n'est jamais entièrement consacrée à ces exercices dynamiques, car toute faiblesse implique aussi des pressions exercées de façon statique tandis que le patient reste immobile.

La compétence technique, la fluidité, le naturel

La compétence de votre praticien ne se mesure pas au nombre et à la variété de techniques qu'il utilise pour vous soulager, mais à la qualité de ses prestations. Ne soyez pas déçu si vous n'êtes pas balancé en tous sens. Un simple geste adapté à votre cas, s'il est effectué dans les règles de l'art, peut vous faire un bien immense.

Une séance de shiatsu se déroule avec simplicité et naturel. Il est possible que vous ne remarquiez pas de façon précise les mouvements que vous faites, ni les évolutions de votre praticien autour de vous. N'oubliez pas que le shiatsu est une science et un art, au même titre que la médecine. Après une séance réussie, vous vous sentirez mieux dans votre peau, ce qui est très gratifiant pour le patient comme pour le praticien.

Comme nous l'avons dit à plusieurs reprises, le bon praticien de shiatsu s'exerce à améliorer sa sensibilité et consacre beaucoup de temps à cette formation. Sa sensibilité accrue, associée à un profond désir d'aider les autres, contribue à développer un sentiment d'empathie. C'est l'empathie qui nourrit l'intuition indispensable au shiatsu. Les praticiens utilisent alternativement l'analyse et l'intuition pour établir un diagnostic. Toutefois, un praticien expérimenté ne manquera pas de se fonder sur ses connaissances de la médecine orientale et sur le bilan de santé qui en découle, sans oublier pour autant la dimension intuitive propre à révéler la nature exacte de vos problèmes. L'empathie se situe à un autre niveau de connexion, et cette connexion maximale vous sera extrêmement bénéfique en matière d'énergie.

En résumé, les caractéristiques du shiatsu contribuent à en faire une expérience particulièrement agréable et gratifiante, qui ne pourra que renforcer la connaissance que vous avez de votre corps et à accroître vos dispositions naturelles à conserver une bonne santé.

DANS QUELS CAS RECOURIR AU SHIATSU ?

Tout le monde est appelé à tirer profit du shiatsu, dans la mesure où tout le monde a intérêt à ce que son corps soit aussi résistant et équilibré que possible. Personne ne peut prétendre bénéficier d'une harmonie parfaite. Il n'est pas nécessaire d'être malade pour avoir recours au shiatsu. Si vous l'êtes, bien entendu, cette pratique vous aidera à vous sentir mieux. Mais les exercices de shiatsu les plus simples vous permettront de lutter efficacement contre les « coups de pompe », les tensions et les raideurs musculaires, et de renforcer votre vitalité en général. Voici quelques exemples auxquels le shiatsu est particulièrement adapté.

LE SHIATSU CONTRIBUE À

- accroître le niveau d'énergie
- améliorer la connaissance de notre corps
- dénouer l'anxiété et la tension nerveuse dues au stress
- faciliter la relaxation profonde
- soulager les maux et douleurs divers
- stimuler le système immunitaire
- traiter les maladies courantes
- accroître la souplesse
- soigner les blessures du sport et de la danse
- stabiliser les états psychologiques et émotionnels
- soulager le mal de dos
- améliorer le maintien
- améliorer l'endurance
- améliorer la digestion
- améliorer la libido
- résoudre les problèmes menstruels
- assurer une grossesse sans problème
- faciliter l'accouchement
- soulager les maux de tête et les migraines
- établir l'harmonie du corps, de l'âme et de l'esprit.

Que vous soyez jeune ou vieux, résistant ou fragile, peu importe. Si on peut vous toucher, le shiatsu vous est accessible. Il existe cependant des circonstances qui limitent le recours au shiatsu ou son efficacité, simplement parce qu'elles interdisent tout contact physique ou détournent ses effets. Les voici :

- Forte fièvre
  Pour la plupart, nous préférons qu'on nous laisse tranquilles lorsque nous souffrons d'une forte fièvre accompagnée de sueurs et de frissons.

- Maladies contagieuses
  Pour des raisons d'hygiène évidentes, il n'est pas recommandé d'entrer en contact avec une personne souffrant d'une maladie contagieuse.

- Hémorragie interne ou caillots
  En cas de doute à ce sujet, il faut s'abstenir de pratiquer le shiatsu, dont les techniques ont pour effet d'augmenter le flux sanguin. Les caillots peuvent alors se déplacer ou de se disloquer, et remonter jusqu'au cœur ou au cerveau au risque de compromettre le fonctionnement de ces organes vitaux.

- Phobie du toucher
  Si vous ne supportez pas d'être touché, il sera difficile de vous soumettre au shiatsu. Sachez toutefois que certaines techniques peuvent contribuer à dénouer ces blocages et vous faire aimer les contacts physiques.

Dans certains cas, certaines zones sont à éviter. En face d'une situation de ce genre, le praticien pourra travailler sur une autre zone dont il sait qu'elle améliore, par association, la zone sensible qui ne peut pas être touchée. N'oublions pas que le corps forme un tout et que, par conséquent, toutes les parties du corps sont solidaires. Aucun organe ni aucune fonction n'existe sans les autres. Voici quelques exemples :

- Problèmes dermatologiques importants
  Psoriasis et eczéma sont parfois si aigus que tout contact devient douloureux et ne fait qu'aggraver la situation. Il est toutefois possible d'agir sur certaines zones moins sensibles.

- Ecchymoses, gonflements ou brûlures graves
  Ecchymoses, gonflements ou brûlures graves rendent douloureuses toutes les pressions localisées.

- Fractures ou déchirures musculaires
  Il est déconseillé de toucher directement les endroits rendus sensibles par des fractures, de même que par des déchirures musculaires ou des entorses.

- Coupures, inflammations, plaies infectées
  Dans ce cas également, les pressions sont insupportables.

- Boucle intestinale
  Il est possible qu'une application de shiatsu au niveau de l'abdomen ait pour effet d'étrangler une boucle intestinale, avec les conséquences néfastes que cela implique.

- Varices
  Les varices sont douloureuses au toucher, et une pression localisée peut les endommager. Une application indirecte peut parfois améliorer la situation.

- Grossesse
  Au cours de la grossesse, le shiatsu a des effets relaxants et toniques. Toutefois, certains points sont absolument à éviter, dans la mesure où des pressions inadaptées risquent de provoquer une fausse couche. La partie inférieure de la jambe présente plusieurs zones de contre-indication. C'est pourquoi, chez une future mère, le praticien évite tout contact avec la jambe, à l'exception d'un léger massage des pieds (qui peut avoir un effet apaisant très agréable).

Par définition, le shiatsu se fonde sur un contact physique. Toutefois, les impositions ne comportant pas de contact direct sont parfois considérées comme des techniques complémentaires. Elles présentent l'intérêt d'être applicables en toutes circonstances, même dans le contexte des contre-indications dont la liste figure ci-dessus. L'art d'émettre de la chaleur grâce à l'imposition des paumes s'appelle Hoshino. Le principe n'a rien de très mystérieux : il suffit de frotter vigoureusement ses paumes l'une contre l'autre avant de traiter la région atteinte (fig. 47).

Les quelques explications qui précèdent permettent de comprendre que le shiatsu est utile dans la plupart des

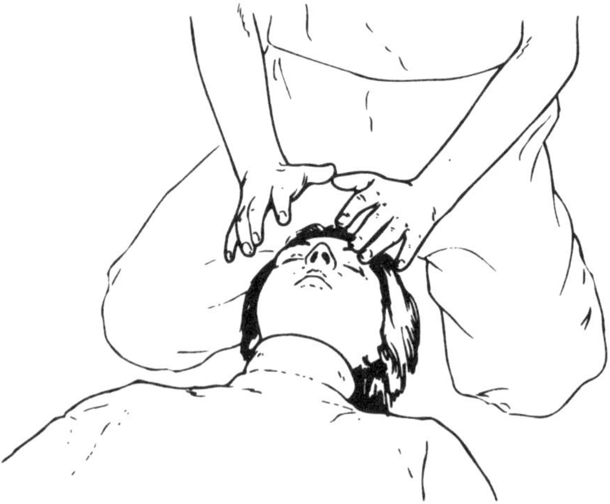

Fig. 47 : Au lieu de toucher, on peut irradier de la chaleur

affections courantes. Son rôle peut être mineur, il peut aussi être capital. Selon les cas, le recours à une autre thérapie s'impose.

Le but de cet exposé n'est pas de prouver que le shiatsu constitue la panacée à laquelle l'humanité aspire depuis la nuit des temps. Mais il est évident que le contact physique qu'il implique satisfait l'un de nos besoins les plus essentiels. Les hommes sont faits pour vivre en société. Nous avons tous avantage à renforcer mutuellement notre Ki par le biais du toucher. Si nous étions tous conscients de l'importance de ce moyen fondamental de communication, si chacun de nous appliquait les principes les plus simples du shiatsu pour lui-même et pour son entourage, la bonne santé serait certainement la chose du monde la mieux partagée. Je suis même certain que, parallèlement, la cause de la paix ferait des progrès considérables.

4

LES MALADIES ET LEUR TRAITEMENT

Dans la mesure où nous souffrons tous, à un moment ou à un autre, d'une maladie ou d'un dysfonctionnement quelconque, il est intéressant de connaître l'effet du shiatsu professionnel sur ces différentes affections. N'oubliez pas, toutefois, que le « traitement » correspondant n'est donné qu'à titre indicatif, pour une situation type. Dans la pratique, le traitement requis et les méridiens concernés peuvent très bien être différents. Le shiatsu est censé soigner une personne en particulier, et non une maladie en général. Considérant que chaque personne est unique, chaque traitement sera, lui aussi, unique.

Parfois le shiatsu contribue à atténuer certains symptômes et les désagréments qui en découlent. C'est le cas, par exemple, lorsque le shiatsu améliore la mobilité des articulations chez un malade souffrant de sclérose en plaques ou d'hémiplégie. En d'autres occasions, le shiatsu agit de manière plus profonde. Il peut, par exemple, rétablir l'équilibre des sécrétions hormonales, contribuant ainsi à arrêter le développement de l'ostéoporose.

Chacune des maladies énumérées dans ce chapitre peut être soignée de bien des manières. Lorsque j'indique moi-même une autre thérapie, c'est que j'estime qu'en de telles circonstances elle est aussi efficace, sinon plus, que le shiatsu. Toutefois, en réalité, ce sont les compétences de votre praticien qui font que vous parviendrez ou non à surmonter la maladie. S'il est honnête, il saura reconnaître ses limites et vous orientera, le cas échéant, vers un traitement plus adapté.

Si vous êtes suivi par un médecin et que vous souhaitiez pratiquer le shiatsu en parallèle, il serait à la fois courtois et avisé de lui en parler. En principe, il sera favorable à cette idée, content que vous vous préoccupiez d'améliorer votre condition physique et morale. S'il n'a jamais entendu parler du shiatsu, pourquoi ne pas lui prêter ce livre ?

Accidents du sport

La pratique des sports entraîne un certain nombre d'accidents touchant les muscles, les ligaments ou les tendons. Les traitements appropriés sont passés en revue aux rubriques Claquage, Entorse et Luxation. En ce qui concerne plus spécialement la course ou le jogging, beaucoup d'accidents sont dus à un manque d'équilibre. C'est précisément cela que combattent le shiatsu et les exercices du Sotaï.

Accouchement

L'accouchement, à l'évidence, n'est pas une maladie. Mais il arrive que ce soit une expérience douloureuse et épuisante. La présence aux côtés de l'accouchée d'une personne capable de pratiquer le shiatsu est souvent très utile. Pendant les longues heures que peut durer le travail, le shiatsu est une diversion bienvenue. Une application au niveau du cou, des épaules et des reins contribue à soulager notablement la douleur. Cependant, certaines femmes ne supportent absolument pas qu'on les touche à ce moment-là. Dans ce cas, il est souhaitable de réserver le shiatsu aux jours qui suivent la naissance, période où il sera certainement apprécié.

Idéalement, la personne susceptible de pratiquer le shiatsu sur une accouchée est le mari ou une amie intime. Par définition, les maris et les amis ne sont pas nécessairement des praticiens chevronnés, mais ils pourront se former assez facilement aux techniques de base s'ils le souhaitent. Voir aussi Grossesse.

Acouphène

L'acouphène est la perception erronée d'une sensation sonore (tintement, bourdonnement, sifflement ou grésillement) qui n'existe pas réellement. C'est parfois le symptôme d'une affection de l'oreille, une lésion interne ou une otite.

La médecine orientale considère le phénomène comme un signe de déséquilibre des Reins. Il est toutefois très difficile à traiter avec succès. On obtient quelques résultats positifs avec la phytothérapie ou l'acupuncture. Le shiatsu améliore la situation par tonification des méridiens du Rein et de la Vessie et rééquilibrage des méridiens de la Vésicule biliaire, du Triple Réchauffeur et du Neuro-Gouverneur au niveau des points situés sur la tête.

Aigreurs d'estomac

Les aigreurs d'estomac sont souvent la conséquence du stress ou d'une alimentation excessive ou inappropriée. La prise d'antiacides ne peut qu'aggraver cette tendance à long terme. Il est donc préférable d'éviter ces substances.

La dispersion du Ki par application du shiatsu sur le méridien de l'Estomac au niveau des pieds induit le rafraîchissement de l'estomac et la disparition de la sensation d'encombrement. Appliquer le shiatsu au niveau du ventre est également bénéfique.

Allergies

L'allergie traduit une hypersensibilité ou une intolérance à une substance particulière, telle que le pollen, le lait ou le gluten. Il s'agit le plus souvent d'une protéine. Un traitement superficiel consiste à identifier cette substance et à l'éviter. Cependant, la médecine naturelle considère l'allergie comme une déficience du Foie, incapable de métaboliser convenablement les protéines, jointe à une certaine faiblesse du système immunitaire. Tonifier les méridiens du Poumon, du Triple Réchauffeur, de la Rate et du Rein renforce le Ki, et par conséquent le système immunitaire. Il peut être utile d'y adjoindre un shiatsu de type dispersion, qui aide à « décongestionner » le Foie, en l'associant éventuellement à l'acupuncture et à la phytothérapie. L'homéopathie et une meilleure hygiène alimentaire sont aussi des techniques efficaces en matière d'allergies.

Anémie

L'anémie résulte d'une déficience de l'hémoglobine (pigment présent dans les globules rouges qui transportent l'oxygène). Elle se manifeste en cas de déséquilibre entre la production d'hématies par la moelle osseuse et leur destruction par la Rate. Elle est souvent le résultat d'une carence en fer, composant essentiel de l'hémoglobine. Cependant, elle peut avoir quantité d'autres causes et constituer le symptôme d'une autre affection.

L'anémie résulte d'une incapacité plus ou moins grande du sang à transporter l'oxygène. Les formes bénignes entraînent maux de tête, fatigue et léthargie. Les états plus graves provoquent des difficultés respiratoires et des vertiges, dus à la faible quantité d'oxygène qui atteint le cerveau. On constate des cas d'angine de poitrine et de palpitations (voir ces mots). Certaines formes de jaunisse sont consécutives à une anémie, dans la mesure où la destruction rapide des globules rouges libère un pigment jaune. L'anémie provoquée par une carence en fer est plus fréquente chez les jeunes, parce que le processus de croissance nécessite une plus grande quantité de fer, et chez les femmes pubères, en raison de la fréquence des pertes menstruelles.

Dans un grand nombre de cas d'anémie, le shiatsu est utile, car il renforce le flux de Ki au niveau des méridiens de la Rate et de l'Intestin grêle, ce qui améliore la digestion, l'assimilation des nutriments et la production de sang. En cas de saignements menstruels abondants, le shiatsu renforce la capacité du Foie à « stocker » le sang. Toutefois, il est essentiel de compléter les apports de fer dans l'organisme par la consommation de légumes verts et de céréales complètes. La phytothérapie (aussi bien chinoise qu'occidentale) est fortement recommandée, dans la mesure où un grand nombre de préparations botaniques contiennent du fer et des adjuvants qui facilitent son assimilation par l'organisme.

Angine de poitrine

L'angine de poitrine se manifeste par une douleur dans la poitrine, provoquée par un manque d'oxygène au niveau du muscle cardiaque, le plus souvent consécutif à une insuffisance coronarienne. Ce dysfonctionnement est dû au rétrécissement des artères qui alimentent le Cœur. C'est ce qu'on appelle athérosclérose (dépôts lipidiques sur la paroi des artères). Parmi les autres causes de l'angine de poitrine, on peut citer le rétrécissement de l'aorte ou les spasmes au niveau des artères coronaires. Chez les fumeurs, la nicotine accentue le phénomène. L'anémie grave peut aussi provoquer de l'angine de poitrine, considérant que le sang n'est plus en mesure de transporter l'oxygène en quantité suffisante. L'épaississement du sang (polycythémie) et la production excessive d'hormones thyroïdiennes sont des causes plus rares.

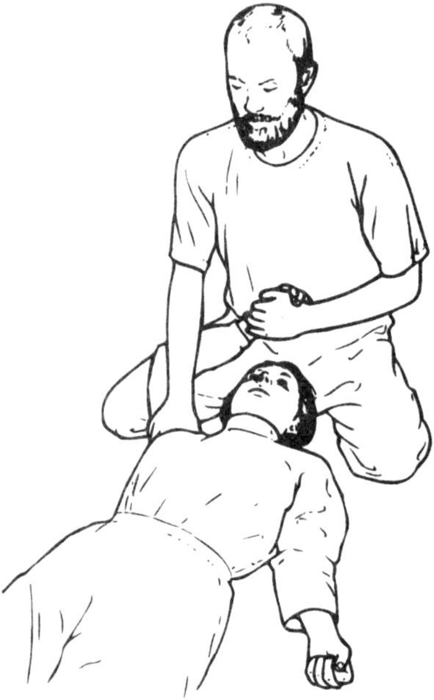

Fig. 48 : Apaisement du méridien du Cœur

L'angine de poitrine est aggravée par toutes les situations qui fatiguent le Cœur, notamment les exercices violents, le stress, les températures extrêmes ou les repas trop copieux. Le principal symptôme est une sensation d'étouffement, de compression de la cage thoracique.

Il est conseillé de recourir à une alimentation équilibrée, à la phytothérapie et à l'homéopathie. Le shiatsu est bénéfique en ce qu'il facilite la circulation sanguine et réduit la sensation d'oppression. La figure 49 illustre la façon dont le praticien calme le méridien du Cœur. Ce geste peut être très utile à connaître en cas de crise aiguë.

Anorexie (Anorexia nervosa)

Ce trouble affecte essentiellement les très jeunes femmes, qui ont peur de la nourriture parce qu'elles éprouvent une terreur maladive à l'idée de grossir. Il se caractérise par une perte de poids importante, accompagné d'un déséquilibre des hormones sexuelles. C'est la raison pour laquelle il provoque souvent une interruption des règles (aménorrhée).

On connaît mal les causes de l'anorexie. L'approche la plus efficace est la psychothérapie, qui doit se poursuivre même lorsque les symptômes ont disparu. Dans la mesure où la plupart des patientes perçoivent une image déformée d'elles-mêmes, le shiatsu peut leur apporter une meilleure connaissance de leur corps, par le biais du toucher. Appliqué au niveau des méridiens de la Rate, du Poumon et du Cœur, il peut aussi contribuer à réduire l'anxiété associée à cette pathologie.

Anxiété

L'anxiété peut aller de l'appréhension diffuse à un sentiment de profonde panique. Elle ne pose un véritable problème que si elle inhibe la pensée consciente et compromet l'activité normale du sujet. Les patients ont en général l'impression que quelque chose de grave va leur arriver. Les symptômes physiques les plus courants sont des palpitations, un martèlement douloureux dans la poitrine, une sensation d'étouffement, la difficulté à respirer normalement. On constate parfois une tendance à soupirer, ou à respirer trop vite. Ces symptômes entraînent à leur tour une contraction de la nuque, des douleurs dorsales, des maux de tête, dus à la tension musculaire. Des troubles de la digestion, nausées et bouche sèche, ne sont pas rares.

La médecine traditionnelle attribue l'anxiété à des causes psychologiques. Les théories sont que le sujet est angoissé à l'idée de perdre un être aimé, ou que son conditionnement comportemental est tel qu'il a toujours peur de ne pas en faire assez.

La médecine orientale considère l'anxiété, le souci et la réflexion excessive comme les signes d'un déséquilibre de la Rate. Ce dysfonctionnement influe à son tour sur les Reins, ce qui exacerbe les peurs et les phobies. On peut aussi penser que ce sont les Reins défaillants qui affaiblissent la Rate (c'est le problème insoluble de la poule et de l'œuf). Les douleurs dans la poitrine, l'oppression et la difficulté à respirer viennent du fait que les Reins n'accomplissent pas leur tâche, qui est d'extraire le Ki des Poumons. Cette carence explique l'impression pénible d'être coupé du monde et de soi-même (ce qui arrive lorsque les Poumons ne jouent pas leur rôle, qui est notamment de définir les « frontières » de l'individu).

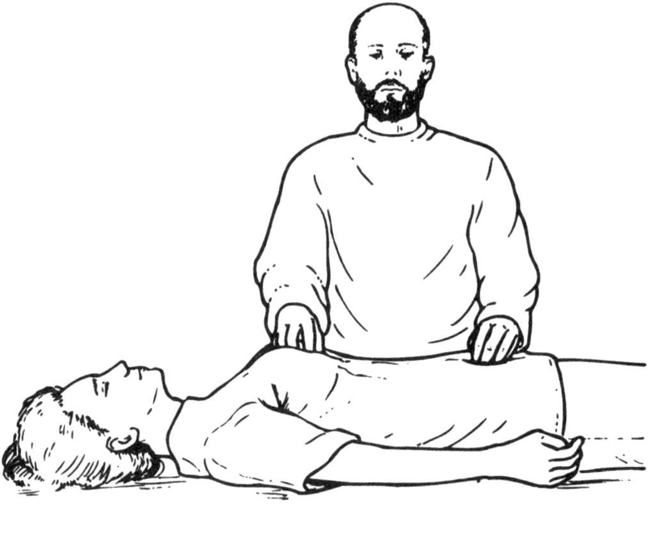

Fig. 49 : Le point 17 du Vaisseau Conception au niveau du sternum et le point 6 au niveau de l'abdomen sont pressés en même temps, pour rétablir la connexion entre Reins et Poumons.

Le shiatsu, générateur de contacts physiques et de soutien moral, est excellent pour rééquilibrer la Rate et renforcer les Reins. Une technique particulière, illustrée par la figure 50, aide les Reins à extraire le Ki des Poumons, facilitant du même coup une respiration régulière.

Le shiatsu appliqué au méridien du Cœur à hauteur des bras a sur l'esprit un effet apaisant.

Les symptômes tels que torticolis, algies dorsales ou céphalées disparaissent par application de techniques de dispersion au niveau de la nuque ou du dos.

En cas d'anxiété chronique, il est raisonnable d'envisager une psychothérapie.

Appendicectomie

On procède à l'ablation chirurgicale de l'appendice en cas d'appendicite (inflammation aiguë). Il arrive que cette opération soit effectuée sans raison précise, à l'occasion d'une autre intervention. Considérant que l'appendice est inutile, on l'enlève à titre préventif. J'insiste sur ce fait parce que l'ablation de l'appendice affaiblit considérablement le Hara (c'est-à-dire le ventre, siège de la vitalité). Lorsque le Hara est affaibli, notre capacité à rester en bonne santé diminue dans les mêmes proportions.

Le shiatsu appliqué au niveau du ventre est excellent pour renforcer le Hara et oblitérer la faiblesse induite par l'absence d'appendice. Le tai-chi, le yoga et les exercices physiques intensifs renforcent le Hara. Si vous ne pratiquez aucune de ces disciplines, le shiatsu vous sera très utile.

Artériosclérose

Ce terme générique désigne divers troubles provoqués par l'épaississement de la paroi des artères et leur manque d'élasticité. Le plus courant est l'athérosclérose, traité à la rubrique Angine de poitrine.

Arthrite

L'arthrite, ou ostéoarthrite, est l'inflammation d'une articulation. Elle se manifeste sous plusieurs formes, mais elle est toujours douloureuse et provoque raideur et, en général, gonflement. Elle peut toucher une articulation ou plusieurs, et va de la gêne diffuse à une vive douleur accompagnée d'une déformation locale visible.

L'arthrite inflammatoire provient généralement d'une usure de l'articulation. Elle est favorisée par le régime alimentaire, ainsi que par des facteurs métaboliques et génétiques. Elle affecte surtout les personnes âgées.

Le type le plus douloureux est la polyarthrite rhumatoïde. C'est une maladie auto-immune, au cours de laquelle l'organisme produit des anticorps dirigés contre ses propres tissus. Cette affection touche essentiellement les mains, les poignets, les bras et les pieds, qui se déforment progressivement.

La goutte est une forme d'arthrite provoquée par une accumulation de cristaux d'acide urique (déchet naturel du corps humain) dans les articulations, provoquant une inflammation. La goutte est due à un dysfonctionnement des Reins, ou à leur sollicitation exagérée à la suite d'excès alimentaires (alcool ou viande, par exemple).

Un changement de régime est tout indiqué pour soulager les symptômes de la plupart des formes d'arthrite. La phytothérapie, l'acupuncture et l'homéopathie donnent aussi d'excellents résultats. L'ostéopathie, la chiropraxie, le shiatsu, la kinésithérapie et la technique d'Alexander se révèlent très utiles pour lutter contre l'ostéoarthrite en rectifiant les mauvaises positions. Toutes ces techniques ont pour effet de diminuer les contraintes imposées aux articulations.

En ce qui concerne la polyarthrite rhumatoïde, on note dans un grand nombre de cas l'existence d'un facteur psychologique ou émotionnel important. Pour ces patients, la psychothérapie peut apporter un certain nombre de réponses. En cas de crise aiguë de polyarthrite rhumatoïde, les interventions du shiatsu sont assez limitées, dans la mesure où les articulations enflammées, et par la même occasion l'ensemble du corps sont trop douloureux pour supporter le contact. Il reste au praticien la possibilité d'appliquer des techniques susceptibles de renforcer les Reins, et aussi d'harmoniser le flux de Ki en travaillant non pas sur les articulations douloureuses, mais dans la région voisine, et en procédant à l'apaisement et à la dispersion sur les méridiens du Foie et de la Vésicule biliaire. Pour la médecine orientale, les Reins et la Vésicule biliaire jouent nécessairement un rôle dans toutes les formes d'arthrite.

En bref, pour les crises aiguës, je ne saurais trop vous recommander de vous tourner en priorité ver l'acupuncture, associée à la phytothérapie, ou vers l'homéopathie. Dans les cas moins virulents, je préconise le shiatsu ou une autre forme d'exercice corporel, afin d'entretenir la mobilité des articulations. Toutefois, face à un patient atteint de polyarthrite rhumatoïde, le praticien doit manipuler avec la plus grande prudence les articulations du cou, parce que cette région est alors particulièrement fragile.

Asthme

Au cours d'une crise d'asthme, les spasmes qui affectent les bronchioles provoquent chez le patient des difficultés respiratoires et une impression d'essoufflement. Ces crises, provoquées par divers stimuli comme l'exercice physique, un état infectieux, la poussière, le pollen ou autre facteur allergisant, sont aggravées par le stress ou l'anxiété. L'inflammation des bronches peut amener des quintes de toux et une hypersécrétion des muqueuses.

Une crise sévère s'accompagne de sueurs et de tachycardie, la respiration sifflante ne laisse pas de répit, empêchant le patient de dormir ou même de s'allonger. Dans les cas extrêmes, une crise peut même être mortelle.

L'asthme est une affection très répandue. Elle touche 5 % de la population chez les adultes et 10 % chez les enfants. Pour maîtriser ses manifestations, on prescrit en général un bronchodilatateur en aérosol qu'il est facile d'avoir sur soi.

La médecine orientale considère l'asthme comme un signe de faiblesse des Poumons et des Reins, associée à l'agression violente du vent et du froid (voir p. 78 Les causes externes de la maladie). Le shiatsu peut aider à renforcer les Poumons et les Reins. La figure 49 illustre la technique applicable dans ce cas. Vous pouvez vous-même faire en sorte de provoquer la descente de Ki en provenance du Poumon en pressant le point 6 du Poumon, qui se trouve à sept largeurs de pouce à partir de l'articulation du poignet, dans la ligne du pouce, à l'intérieur de l'avant-bras (c'est-à-dire à peu près à mi-hauteur). Après une crise, le praticien concentrera ses efforts sur le méridien de la Vessie dans le dos et veillera à tonifier les points critiques des méridiens du Poumon et du Rein.

La phytothérapie, l'acupuncture, l'homéopathie et l'aromathérapie sont particulièrement adaptées aux personnes qui souffrent d'asthme. Toutefois, en cas de crise aiguë, il faut absolument consulter un médecin.

Il existe une autre forme de gêne respiratoire, provoquée par une insuffisance cardiaque. Dans ce cas également, il est bien entendu indispensable de consulter immédiatement un médecin.

Attaques de panique

Les attaques de panique surviennent à l'occasion de crises d'anxiété. En principe, elles ne durent que quelques minutes, et ne sont pas dues à un grave dérèglement physique. Elles sont souvent associées à des phobies, comme la peur de mourir ou la peur de perdre le sens des réalités.

Dans un certain nombre de cas, une psychothérapie semble tout indiquée. Le shiatsu est aussi d'une grande utilité, dans la mesure où il apprend au patient à se relaxer et à prendre conscience de ses « racines ». Il l'aide aussi, à un niveau plus profond, grâce aux techniques destinées à calmer l'esprit et à renforcer la volonté, ce qu'on obtient en calmant le méridien du Cœur et en tonifiant le méridien des Reins. Lorsque l'esprit est perturbé, l'apaisement ou la dispersion au niveau du méridien de l'Estomac est souvent un plus.

L'une des qualités essentielles d'un bon praticien de shiatsu est sa capacité à respirer de manière régulière, preuve que son esprit est calme, concentré, et son comportement égal. Cette attitude est contagieuse, si bien que la seule présence d'un bon praticien peut suffire à calmer une attaque de panique.

On peut aussi envisager un entretien avec un psychologue, ou avoir recours aux remèdes floraux de Bach, au yoga ou au Qi Gong.

Bégaiement

Le bégaiement survient généralement pendant la petite enfance et persiste à l'âge adulte. Il peut aussi intervenir brusquement à l'âge adulte lorsque le Ki se trouve bloqué à un endroit quelconque des méridiens du Cœur ou du Maître du Cœur, ou s'il est hyperactif (le Cœur contrôle la langue, ce qui affecte donc la parole). La cause de ce bégaiement occasionnel peut être une grave anxiété. Le shiatsu n'est pas d'une grande utilité dans le cas où le bégaiement est installé depuis l'enfance. Ce dysfonctionnement impose à l'évidence le recours à un orthophoniste ou à un psychothérapeute.

Boulimie

La boulimie est un trouble de l'alimentation qui induit des épisodes d'hyperphagie, en général suivis de vomissements provoqués. Les causes et le traitement sont pratiquement les mêmes que pour l'anorexie (voir ce mot).

Bourdonnements d'oreille

Voir Acouphène.

Bronchite

La bronchite aiguë est une inflammation des bronches ou des bronchioles due à une infection virale, qui se manifeste par une respiration haletante, une toux rauque et des expectorations. La bronchite chronique se caractérise par des phénomènes permanents (quintes de toux, hypersécrétion bronchique) et de gravité constante, ce qui la distingue de l'asthme, dont l'intensité varie au cours de la journée. Pour la médecine orientale, la bronchite résulte d'un déséquilibre du métabolisme de l'eau et d'une faiblesse des Poumons.

Le shiatsu renforce les Poumons, dégage la poitrine et régule le métabolisme de l'eau. Il existe un certain

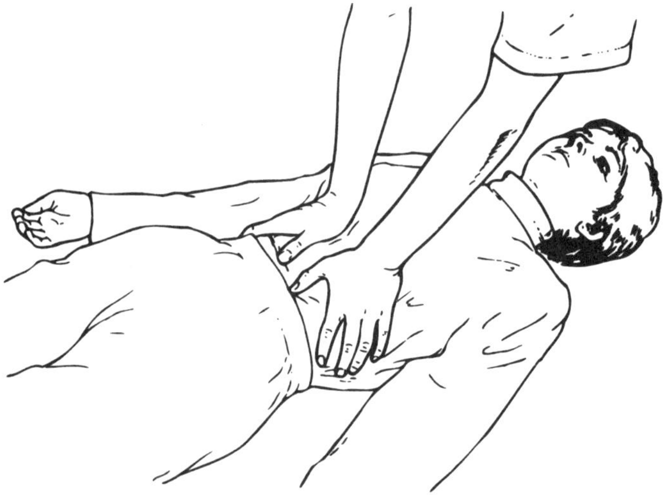

Fig. 50 : Évacuation des mucosités des poumons

nombre de techniques applicables au niveau de la cage thoracique pour évacuer les mucosités (voir fig. 50). Certaines plantes donnent d'excellents résultats.

La bronchite chronique évolue fréquemment vers l'insuffisance respiratoire et vers l'emphysème, c'est-à-dire la distension, et à plus long terme la destruction, des alvéoles pulmonaires.

Dans ce cas, les techniques de shiatsu sont les mêmes, avec des chances de succès nécessairement moindres.

Brûlures

Le shiatsu n'est pas adapté au traitement des brûlures. Il vaut mieux s'adresser à un médecin généraliste, ou encore à un aromathérapeute susceptible de prescrire les huiles essentielles appropriées. Néanmoins, la pratique du shiatsu peut aider le patient à surmonter un état de choc en cas de brûlures graves.

Cancer

Le cancer est une maladie qui provoque une prolifération anormale des cellules au niveau d'un organe ou d'un tissu. Les conséquences varient en fonction de la localisation de la tumeur, de la précocité du diagnostic et des capacités de récupération du patient sur le plan physique et moral.

Le rôle du shiatsu n'est donc pas de « soigner » le cancer, mais de renforcer l'énergie vitale du patient. Un surcroît de vitalité permet de réagir aux agressions avec de meilleures chances de vaincre.

Si vous souffrez d'un cancer et si vous décidez de pratiquer le shiatsu, vous devez le faire en connaissance de cause. Le shiatsu n'a pas la prétention de guérir la maladie, mais de renforcer votre Ki. N'oubliez pas d'informer votre médecin de votre décision. Quel que soit le traitement que vous envisagez, il doit être entrepris avec son accord. Lui seul est en mesure d'évaluer ses chances de succès et ses résultats positifs.

Dans ce cas, le shiatsu sera pratiqué sous une forme douce, l'objectif étant d'abord de vous apporter un soutien tactile. C'est d'abord à vous qu'il appartient de juger si le shiatsu vous est utile, et de savoir si ces séances vous apportent un mieux sur le plan physique et psychologique.

CÉPHALÉES

Les céphalées (couramment appelées maux de tête) sont très fréquentes et assez mal connues. Leur cause peut être physique ou émotionnelle. Les déséquilibres au niveau des méridiens du Foie et de la Vésicule biliaire induisent des migraines ou des douleurs temporales. Les déséquilibres de l'Estomac et les troubles digestifs provoquent des douleurs frontales.

Pour le praticien de shiatsu, la technique consiste à disperser le Ki stagnant au niveau de la tête et de réguler le flux de Ki en pressant des points spécifiques au niveau de la tête, du cou et des pieds. Le shiatsu appliqué au méridien de l'Estomac au niveau de la jambe soulage les douleurs frontales, alors que s'il est appliqué aux méridiens du Foie et de la Vésicule biliaire au niveau de la tête et des jambes, il soigne les douleurs temporales. Les maux de tête sont souvent un signe de constipation, si bien qu'ils disparaissent dès le retour à la normale. C'est pourquoi le shiatsu appliqué à l'abdomen et au méridien du Gros Intestin est très utile dans ce cas (voir aussi Constipation). La phytothérapie et les manipulations ostéopathiques au niveau du crâne donnent en général d'excellents résultats.

En cas de maux de tête particulièrement violents ou tenaces, ou s'ils s'accompagnent de troubles de la vision, consultez immédiatement un médecin.

Cinépathie

On peut facilement annuler les effets désagréables de la cinépathie, ou mal des transports, en appliquant une pression ferme sur le point 6 du Maître du Cœur, appelé « porte intérieure ». Ce point se situe sur la face interne de l'avant-bras, à deux largeurs de pouce au-dessus de l'articulation du poignet (voir fig. 15a, p. 34). Maintenir la pression jusqu'à disparition de la nausée. Il est conseillé en outre de mâcher un morceau de racine de gingembre, ou de boire une infusion à la menthe.

Claquage

Un claquage est la rupture d'un petit nombre de fibres musculaires, à la suite d'un effort disproportionné ou d'un manque d'échauffement. La torsion du muscle se double en général d'un hématome. Bien entendu, le shiatsu et les massages sont à éviter tout de suite après l'accident, parce qu'ils ne feraient qu'augmenter le gonflement et la douleur. L'application de compresses de glace mise à part, il n'y a pas grand-chose à faire, sinon laisser le membre au repos pendant deux ou trois jours. Lorsque l'hématome est en bonne voie de guérison, le shiatsu appliqué aux tissus environnants permet d'augmenter la circulation du sang, ce qui facilite l'évacuation des cellules mortes et apporte les nutriments nécessaires à la reconstruction des fibres. Les préparations homéopathiques, administrées dès que possible après l'accident, contribuent à réduire efficacement l'enflure et la douleur.

Colopathie fonctionnelle

La colopathie fonctionnelle, que l'on appelle aussi « syndrome de l'intestin irritable », est une affection très répandue. En France, elle touche pratiquement une personne sur trois et deux fois plus de femmes que d'hommes. Des troubles du péristaltisme (contractions naturelles qui facilitent le processus de digestion) provoquent des spasmes accompagnés de ballonnement abdominal et de nombreux vents. Cette gêne mise à part, le patient est en bonne santé.

La cause est mal connue, mais l'angoisse et le stress accentuent les symptômes. Par conséquent, le shiatsu peut contribuer à rééquilibrer l'état émotionnel, comme indiqué aux rubriques Anxiété et Dépression.

Comme la constipation, cet état requiert un accroissement du Ki et de la circulation sanguine, et la régulation des fonctions intestinales. Tonification et dispersion, en alternance, du méridien de la Vessie au niveau de la région lombaire peuvent atténuer la gravité des symptômes.

Congestion cérébrale

Voir Hémiplégie.

Constipation

La constipation se caractérise par un durcissement anormal des selles et un ralentissement, voire une absence complète d'évacuation. D'après la médecine occidentale, cet état est consécutif à une absorption trop importante de liquide par le système digestif, à des spasmes ou à une faiblesse des parois intestinales, à une consommation insuffisante de fibres, à une absence de régularité dans le mode de vie ou, dans les cas graves, à une tumeur.

La médecine orientale attribue le phénomène à court terme à une chaleur excessive induite par un état émotionnel ou par la consommation d'aliments trop épicés. Un problème à long terme s'explique par une faiblesse du Ki et du Sang.

Le shiatsu constitue un excellent traitement contre la constipation, parce qu'il peut être pratiqué directement sur l'abdomen. L'abdomen et le bas du dos influent au premier chef sur le renforcement du Ki, parce qu'il est possible à ce niveau d'établir un lien direct avec la « Porte de la Vitalité », source du Ki corporel. Le rapport est évident entre la force du flux sanguin et le fonctionnement des intestins, organes que l'on peut tonifier par pression sur l'abdomen. Il existe, au niveau du ventre et ailleurs, quantité de points susceptibles de remédier à la constipation. On remarque sans surprise qu'un large mouvement tournant des deux mains sur le ventre peut réellement arranger les choses.

Un conseil : mangez une pomme le soir au coucher, et buvez un grand verre d'eau au réveil. Si cela reste sans effet, essayez le miel : avalez-en une cuillerée à soupe le matin à jeun.

Évitez autant que possible les laxatifs, qui ne peuvent qu'aggraver la situation à long terme. Si vous constatez un changement brutal de vos habitudes, ou si vous êtes gravement constipé, consultez votre médecin.

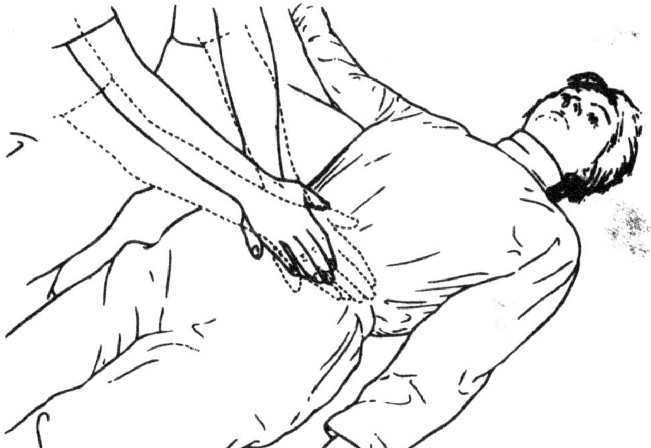

Fig. 51 : Large mouvement tournant sur le ventre

Convalescence

Si vous êtes en convalescence, après une grave maladie ou une opération chirurgicale, c'est le moment de pratiquer le shiatsu, dont les techniques de tonification sont tout à fait adaptées. Renforcer le Ki est ce dont vous avez le plus besoin en la circonstance, et c'est précisément le premier objectif du shiatsu. Ne vous en privez pas.

Coryza

Le coryza, ou rhume de cerveau, se caractérise par une inflammation des muqueuses à l'intérieur des fosses nasales et par une accumulation de sécrétions qui finissent par gêner la respiration. Le coryza spasmodique est appelé rhume des foins. La médecine orientale associe le coryza à une faiblesse de l'Estomac et de la Rate.

Le shiatsu a une action bénéfique sur cette affection, surtout si les exercices sont orientés sur le rééquilibrage des méridiens de la Rate, du Triple Réchauffeur, de l'Estomac, du Rein et de l'Intestin grêle, pour réchauffer le corps et faciliter la digestion.

« Coup du lapin »

Un accident de voiture ou un traumatisme impliquant accélération et décélération brusques peuvent provoquer une atteinte des muscles, des ligaments et des articulations du cou, appelée « coup du lapin », par analogie avec le choc violent destiné à assommer la bête avant de la dépecer.

La gravité de la blessure conditionne le traitement. Si la colonne vertébrale est lésée, l'intervention d'un médecin ou d'un chirurgien est indispensable. Ostéopathes et chiropracteurs peuvent intervenir dans les cas moins graves. Le shiatsu et le Sotaï sont à réserver pour les cas douloureux et gênants, mais sans gravité. La plupart du temps, les méridiens de l'Intestin grêle et du Triple Réchauffeur ont été mis à mal par l'accident, il est donc important de les rééquilibrer. Le praticien appliquera aussi un shiatsu léger au niveau de la région lombaire, des hanches et des jambes, dans la mesure où un port de tête sans douleur dépend très largement d'une bonne position du bas du dos.

CRAMPES

Les crampes sont des spasmes musculaires douloureux survenant pendant un exercice physique ou juste après. Pour la médecine occidentale, elles sont dues à une accumulation d'acide lactique et autres substances chimiques produites par le muscle en activité, ou encore à des réflexes nerveux affectant la circulation sanguine. Lorsque le muscle est au repos, les crampes sont attribuées à une carence en sels de sodium après transpiration excessive pour cause de chaleur ou d'exercice prolongé.

Du point de vue de la médecine orientale, les crampes sont provoquées par une carence ou une stagnation de Ki et de sang. C'est précisément ce déséquilibre que soignent les techniques du shiatsu. Tonifier certains points du méridien de la Vessie sur la face postérieure du genou et du mollet améliore la circulation du Ki et du sang. Cette méthode marche encore mieux, notamment en cas de crises récurrentes, si on l'associe à un traitement par les plantes.

Le shiatsu apporte un soulagement immédiat par étirement des muscles concernés, et par des techniques de dispersion appliquées en certains points de pression sur les méridiens du Foie et de la Vésicule biliaire. Si vous souffrez de la crampe de l'écrivain, vous pouvez y remédier vous-même : il suffit de presser fermement le milieu de la jointure entre le pouce et l'index douloureux, près de l'articulation, avec l'index et le pouce de l'autre main.

Crise cardiaque

Si vous êtes présent lors d'un infarctus du myocarde, communément appelé crise cardiaque, ne perdez pas une minute, appelez des secours. Ce cas relève d'un médecin, et de personne d'autre.

En revanche, si vous-même avez été victime de ce genre d'accident, et si vous craignez que cela ne se reproduise, vous pouvez faire appel à un praticien de shiatsu, qui saura vous aider à renforcer le Cœur et le Maître du Cœur, et aussi soulager votre stress. On sait que le stress augmente considérablement les risques d'infarctus chez les personnes prédisposées. Il est également très important de surveiller son alimentation et de revoir ses habitudes en matière d'alcool et de tabac.

Décalage horaire

Lorsque vous faites un long voyage par avion, vous changez plusieurs fois de fuseau horaire en très peu de temps, si bien que le jour vous semble plus ou moins long à l'arrivée et ne correspond pas à celui que vous avez quitté. Votre biorythme en est affecté, et vous vous sentez fatigué et désorienté ; votre mémoire et votre sommeil en souffrent.

Une bonne séance de shiatsu après un vol est un remède idéal. La spécificité du shiatsu est d'harmoniser les énergies, les sécrétions hormonales et les biorythmes, alors que le décalage horaire a exactement l'effet contraire. Si vous voyagez beaucoup et si vous supportez mal ces changements, je peux vous assurer que le shiatsu va transformer votre vie.

Dépendance

La dépendance est une accoutumance pathologique à une substance quelconque, tabac, alcool, caféine ou drogue. Dans le cas d'une drogue illicite, on parle plus volontiers de toxicomanie. La dépendance peut être essentiellement psychologique, ou essentiellement physiologique. Dans le premier cas, la privation entraîne une grande détresse émotionnelle. Dans le second cas, le corps s'est adapté à la présence de la drogue, et le sevrage entraîne des bouleversements du métabolisme qui peuvent être extrêmement pénibles et douloureux. Le syndrome du sevrage se caractérise par une grande détresse physique et morale, des vomissements, des tremblements, des crampes, accompagnés de crises de dépression, d'anxiété et de confusion mentale. En cas de privation brutale d'une drogue dure, le risque peut aller jusqu'à la crise cardiaque et le coma.

Un certain nombre de centres spécialisés et de services hospitaliers proposent des programmes de désintoxication. Ces programmes reposent notamment sur l'acupuncture, la phytothérapie et la psychothérapie, toutes méthodes très efficaces en matière de sevrage. Quelques centres font en outre appel au shiatsu, dont les techniques aident énormément le patient à garder le contact avec la réalité.

Après la période de sevrage, le recours au shiatsu plutôt qu'à l'acupuncture est souvent mieux adapté, en raison des connotations liées à l'usage des aiguilles. L'objectif du traitement est de nourrir l'énergie des Reins et des Poumons pour augmenter le niveau de Ki, affermir la volonté et nettoyer le sang. Le traitement est adapté à chaque individu, selon la substance concernée, de façon à réparer les nombreux déséquilibres provoqués dans l'organisme par l'ingestion régulière de cette drogue. En général, le Foie est congestionné ou lésé, de sorte que les techniques alternées de dispersion et de tonification se révèlent particulièrement efficaces. En complément, on peut envisager avec profit des techniques d'apaisement au niveau du méridien du Cœur, pour calmer l'esprit.

Dépression

La dépression se caractérise en premier lieu par un manque d'intérêt pour la vie quotidienne, un profond désespoir et une grande tristesse. Le patient est fatigué et absent, il manque d'appétit, il a le souffle court. Les causes d'un état dépressif, la perte d'un être cher, par exemple, sont parfois évidentes. En d'autres occasions, la dépression survient sans motif apparent. Dans les deux cas, le shiatsu peut efficacement calmer l'esprit par des techniques d'apaisement ou, par d'autres méthodes, améliorer la circulation du Ki et du sang au niveau du Cœur, ce qui amène un mieux sensible.

Le traitement le mieux adapté reste toutefois la psychothérapie. Les remèdes floraux de Bach donnent souvent de bons résultats.

Dermatite

Terme générique désignant toute inflammation de la peau. Voir Eczéma.

Diabète sucré

Il existe deux formes de diabète sucré, le diabète gras et le diabète insulinodépendant. Cette forme majeure survient lorsque la destruction des cellules du pancréas, sans doute consécutive à une infection virale frappant le système immunitaire, supprime complètement la production d'insuline. Ce trouble, en général d'origine génétique, affecte en particulier les personnes de moins de 35 ans. Après 40 ans, les cas les plus fréquents concernent des personnes souffrant d'une production insuffisante d'insuline, très souvent pour cause d'obésité.

La carence en insuline amène un niveau anormal de sucre dans le sang, ce qui provoque une sensation de faim et de soif intense, une fréquente envie d'uriner, de la fatigue et le plus souvent une perte de poids. Le diabète affecte le traitement des graisses et accélère l'usure des vaisseaux sanguins.

On soigne le diabète par des injections d'insuline et un régime adapté. Cependant, c'est une affection difficile, sinon impossible, à « guérir », et les dommages qu'il provoque sont légion. Il peut, entre autres conséquences graves, endommager la rétine et les Reins et provoquer divers troubles cardio-vasculaires.

Si la production d'insuline par le Pancréas n'est pas totalement absente, mais seulement perturbée, le shiatsu peut atténuer les symptômes en renforçant la Rate et les Reins. La réflexologie et la phytothérapie chinoise paraissent donner parfois de bons résultats.

Diarrhée

La diarrhée provoque l'évacuation répétée de selles molles ou liquides, à la suite d'un excès alimentaire ou d'une trop grande accumulation de sécrétions ou de mucosités sur les parois intestinales. Les causes les plus fréquentes sont la suralimentation, la nervosité et l'infection virale. Les cas les plus graves sont traités aux antibiotiques, à la poudre de kaolin ou à la morphine. En termes de médecine orientale, la diarrhée est due à un manque de Ki « chaud » (ou Yang) au niveau de la Rate, de l'Estomac et des Reins, ou à une ingestion excessive d'aliments « humides » riches en eau.

Le praticien de shiatsu s'efforcera de renforcer les Reins (source de Ki Yang) dans le bas du dos et travaillera sur un certain nombre de points du méridien de la Vessie au niveau du thorax et de la région lombaire, ce qui aura pour effet de réguler les fonctions de la Rate, à savoir éliminer l'excès d'humidité et harmoniser le niveau des liquides corporels dans le bas du corps. Dans un certain nombre de cas, il aura recours à la moxibustion (voir p. 175).

Pour les cas graves, surtout s'il s'agit d'enfants en bas âge, consultez un médecin sans attendre. La diarrhée provoque une déshydratation rapide, qui peut être fatale à un bébé ou à un petit enfant.

Diverticulose colique

Il arrive que des petites poches, de la taille d'un noyau d'olive, se forment dans le dernier segment du côlon et fassent saillie à l'extérieur. Ces excroissances, dues au manque de résistance de la paroi intestinale, sont parfois le siège d'une inflammation (diverticulite), ce qui aggrave bien évidemment la situation.

Le shiatsu ne peut pas grand-chose contre la maladie en tant que telle. Toutefois, dans la mesure où elle s'accompagne de spasmes musculaires et de crampes du côlon, le traitement indiqué sous la rubrique Crampes (voir ce mot) permet de soulager un certain nombre de manifestations douloureuses.

Douleurs dorsales

Les douleurs dorsales peuvent avoir des causes mécaniques multiples, notamment une élongation ou une entorse, ou encore une hernie discale. Elles peuvent aussi être provoquées par l'ostéoarthrite, la spondylite ankylosante, la coccygodynie (douleur du coccyx consécutive à un traumatisme ou à une chute), ou une tumeur de la moelle épinière.

Le shiatsu, comme l'ostéopathie et la chiropractie, est tout indiqué pour soulager les douleurs dorsales d'origine mécanique. Cependant, un certain nombre de ces douleurs sont le résultat d'une faiblesse des Reins, auxquels la médecine orientale attribue la force de la colonne vertébrale et du squelette en général. Les problèmes d'articulations peuvent donc aussi être la conséquence d'une faiblesse des Reins. Le shiatsu est l'un des meilleurs moyens de renforcer les Reins et complète très efficacement l'usage des herbes médicinales chinoises appropriées.

Une douleur dorsale s'accompagne souvent d'un blocage de Ki au niveau des méridiens qui traversent le dos, les hanches et les fesses. Les points de congestion se situent fréquemment sur les méridiens du Rein et de la Vessie, et sur les extensions des méridiens du Gros Intestin et de l'Intestin grêle. Le shiatsu fait merveille pour supprimer ces blocages.

Une faiblesse des muscles abdominaux est souvent à l'origine d'une fatigue généralisée et de douleurs dans la région lombaire. C'est pourquoi il est important de renforcer la sangle abdominale. Un kinésithérapeute vous indiquera les exercices qui conviennent.

Si vous souffrez de violentes douleurs dorsales sans en connaître la cause, je vous recommande de consulter un ostéopathe ou un chiropracteur. Si les rectifications structurelles ne suffisent pas à vous soulager, le shiatsu vous aidera très probablement à améliorer votre niveau d'énergie. Les exercices correctifs associés (Sotaï, voir p. 176) sont très utiles pour réparer les déséquilibres musculaires qui affectent votre maintien. Si vous pensez que le problème vient d'une faiblesse des Reins, il serait bon de vous tourner vers la phytothérapie chinoise, qui constitue un excellent adjuvant du shiatsu ou de l'acupuncture. Les douleurs dorsales proviennent le plus souvent d'une mauvaise position, auquel cas la technique d'Alexander ou la méthode Feldenkrais paraît tout indiquée.

Douleurs oculaires

Les yeux sont fragiles. Ils peuvent être le siège de douleurs, de gonflements, de démangeaisons ou de petites hémorragies. Ces symptômes sont le signe d'agressions externes, d'infection, de sinusite ou de rhume. La fatigue, lorsqu'on essaie de lire sans lunettes ou dans une pièce mal éclairée, peut aussi avoir des conséquences fâcheuses.

Le shiatsu soulage ces symptômes grâce à la pression de points spécifiques au niveau du visage, du crâne et des orbites. Les techniques de dispersion appliquées aux méridiens du Foie et de la Vésicule biliaire au niveau des pieds rafraîchissent les yeux et évacuent le Ki stagnant.

ECCHYMOSES

À l'occasion d'un choc, un épanchement sanguin au niveau des capillaires se dépose sous la peau et forme une tache visible. Il est recommandé d'appliquer localement une compresse d'eau glacée pendant dix minutes. L'homéopathie fait merveille dans ce cas. Sur le moment, le shiatsu n'est pas adapté à ce genre de situation, il peut même l'aggraver. Cependant, si le sujet présente une prédisposition aux ecchymoses, même en cas de chocs bénins, le shiatsu peut être appliqué avec profit aux méridiens de la Rate et du Cœur, dans la mesure où l'énergie de la Rate est responsable du maintien du sang à l'intérieur des vaisseaux sanguins et où l'énergie du Cœur conditionne la résistance des parois vasculaires.

ECZÉMA

Par eczéma, on désigne un certain nombre d'inflammations de la peau, caractérisées par une desquamation intensive et de violentes démangeaisons. La cause en est le plus souvent inconnue, bien que l'origine soit souvent allergique. La médecine occidentale combat l'eczéma par l'application locale de corticoïdes. S'il s'agit d'une affection grave et généralisée, le shiatsu ne peut pas être d'une grande utilité, dans la mesure où le patient ne supporte pas les contacts. Dans les cas moins graves, surtout si un facteur allergénique est en cause, le traitement est le même que pour les allergies (voir ce mot). En général, la phytothérapie et la diététique sont des compléments indispensables.

EMPHYSÈME

Voir Bronchite.

ENCÉPHALOMYÉLITE MYALGIQUE

L'encéphalomyélite myalgique est une inflammation de l'encéphale et de la moelle épinière compliquée d'une hypertonie musculaire. Les principaux symptômes sont une grande fatigue musculaire, un malaise latent, un état dépressif et un manque de concentration. S'y ajoutent parfois des troubles du sommeil, des vertiges et des nausées. Elle survient le plus souvent après une infection de l'appareil respiratoire ou du système digestif, avec maux de tête et fièvre. Mais la cause précise de cette affection reste inconnue, l'explication la plus plausible étant un affaiblissement du système immunitaire. Trois patients sur quatre sont des femmes. La plupart souffrent également d'une forme de mycose appelée candidose.

Dans la majorité des cas, cette affection ne dure pas, mais elle peut parfois persister plusieurs années, le stress constituant un facteur aggravant.

Le shiatsu peut aider les patients souffrant de ce mal à gérer leur stress (voir ce mot) et donc à soulager les tensions physiques qu'il provoque. De plus, les techniques du shiatsu renforcent le système immunitaire (voir Immunodéficience). L'acupuncture, la phytothérapie et le suivi nutritionnel donnent aussi d'excellents résultats.

Entorse

Les ligaments sont des bandes de tissu conjonctif élastique et très résistant qui entourent une articulation. Ils maintiennent les surfaces articulaires et limitent les mouvements à leur amplitude normale. Un accident ou un mouvement forcé peuvent provoquer une entorse, ou lésion des ligaments. On appelle couramment foulure une distension des ligaments, alors qu'une entorse proprement dite implique une rupture de ces ligaments. La guérison est plus lente que pour une déchirure musculaire, car les ligaments ne sont pas aussi largement irrigués par le sang.

Les techniques du shiatsu contribuent à stimuler la circulation du sang, non pas, bien évidemment, à l'endroit de la blessure, mais de part et d'autre de la zone sensible, afin de fournir aux ligaments un apport maximal. C'est en effet par le biais du sang que les ligaments reçoivent les nutriments nécessaires à leur reconstruction. Les exercices correctifs du Sotaï (voir p. 176) se révèlent très utiles pour annuler les effets d'une mauvaise position et accélérer ainsi la guérison.

Pour réduire les risques d'entorse, il est conseillé de rééquilibrer les fonctions du Foie par le shiatsu, l'acupuncture ou la phytothérapie. Les onguents aux plantes médicinales et l'homéopathie donnent aussi d'excellents résultats.

Épaule douloureuse

Les douleurs vives de l'épaule se caractérisent par une raideur extrême. En temps normal, les surfaces articulaires de l'épaule sont maintenues en place par des ligaments, des tendons et une capsule enveloppante. Il arrive que cette capsule soit le siège d'une inflammation, le plus souvent à la suite d'une luxation. La guérison, quel que soit le traitement, est longue et difficile. Le shiatsu donne souvent de bons résultats par tonification des méridiens passant à proximité de l'épaule, celui du Cœur et du Maître du Cœur, mais aussi des extensions des méridiens de l'Estomac, de la Rate et du Rein. Des mouvements doux de mobilisation de l'épaule, ainsi que quelques séances complètes de shiatsu aident à maîtriser le problème.

ÉPICONDYLITE

Les tendons de l'épicondyle, saillie osseuse de la partie externe du coude, sont très sollicités par de nombreux gestes de la vie quotidienne (jardinage, manutention d'objets lourds) et surtout dans la pratique de certains sports, comme le tennis ou le golf. Un traumatisme violent, ou le plus souvent la répétition de microtraumatismes, provoque une inflammation de l'épicondyle, ou épicondylite, que l'on appelle aussi « tennis-elbow » en médecine sportive. La guérison implique un repos complet des muscles de l'avant-bras avec la pose éventuelle d'une attelle. Le shiatsu, par pression de tous les points du coude qui ne cèdent pas sous le doigt, peut soulager la douleur. Dans le cas du tennis-elbow, les techniques sont appliquées au méridien du Gros Intestin, de chaque côté du coude sur le bras et l'avant-bras. Pour les joueurs de golf, des techniques similaires sont appliquées au niveau des méridiens du Cœur et de l'Intestin grêle.

ÉTAT DE CHOC

L'état de choc, réaction du corps à un grave traumatisme physique ou émotionnel, implique une altération majeure de l'apport sanguin au niveau des tissus. Il se manifeste de manière subite par une sensation de froid et une pâleur extrême, accompagnées de sueurs et de nausées, voire de vomissements. Si cet état est consécutif à un accident, il est indispensable d'appeler immédiatement les secours. Dans les cas moins graves, les techniques du shiatsu permettent d'augmenter l'apport d'énergie Yang (chaleur), ce qui passe par la tonification du méridien du Rein, en travaillant sur certains points spécifiques, et en particulier le point 1, sous la plante du pied (voir fig. 14a, p. 32). La moxibustion (voir p. 175) peut accélérer le processus de réchauffement.

L'expérience nous enseigne qu'en cas de choc émotionnel le méridien de l'Intestin grêle est gravement sollicité, si bien que des techniques de tonification à ce niveau sont très utiles. Le praticien portera également une grande attention aux méridiens du Cœur et du Maître du Cœur.

À noter que l'homéopathie et les remèdes floraux de Bach traitent efficacement l'état de choc.

Évanouissement

On appelle évanouissement toute perte de connaissance due à une oxygénation insuffisante du cerveau. L'hypotension, le stress, la peur ou le manque d'oxygène provoquent un ralentissement de l'activité cardio-vasculaire. Si la perte de connaissance est totale et de courte durée, on parle de syncope. On qualifie de vasovagale une syncope bénigne provoquée par un excès d'activité du système nerveux parasympathique sur le Cœur et les vaisseaux.

Pour un praticien de shiatsu, le meilleur moyen de lutter contre l'évanouissement est d'améliorer la circulation du sang. Il pourra appliquer des méthodes de premiers secours, comme de presser fermement la zone située entre le nez et la lèvre supérieure avec l'ongle du pouce, ce qui ramène en général le patient à lui. Il veillera à placer l'autre main au sommet de la tête, ce qui en soi combat la perte de connaissance. Vous pouvez appliquer cette méthode vous-même si vous êtes présent, à condition que l'évanouissement ne se prolonge pas au-delà d'une minute ou deux. Dans le cas contraire, appelez immédiatement les secours.

Fatigue

La fatigue accompagne la dépression, l'anxiété et bien d'autres troubles psychologiques. Elle peut aussi être le résultat d'un surmenage physique. Dans les deux cas, il s'agit d'une défaillance du Ki. Le shiatsu a précisément pour objet de tonifier le Ki et en même temps de disperser les blocages d'énergie. Appliqué au méridien du Rein au niveau de l'abdomen et du bas du dos, avec quelques pressions spécifiques par ailleurs, le shiatsu sera donc d'un grand secours en cas de fatigue physique ou mentale. La phytothérapie occidentale ou chinoise, l'acupuncture et la réflexologie sont des compléments appréciables, de même que les conseils d'un nutritionniste. Il arrive aussi que la fatigue physique soit provoquée par une mauvaise position, auquel cas il est conseillé de faire appel à un ostéopathe ou à un chiropracteur. Le yoga et le Qi Gong renforcent le niveau d'énergie et, par conséquent, combattent la fatigue.

Fièvre

La fièvre accompagne la plupart des infections virales ou bactériennes. C'est aussi parfois le signe d'une déshydratation ou d'une hyperactivité de la glande thyroïde.

Lorsqu'un malade a de la fièvre, il a surtout besoin de calme et de repos ; le shiatsu est donc à éviter comme le reste. Entre les accès de fièvre, toutefois, les techniques du shiatsu permettent de renforcer les Reins et donc d'augmenter le Ki protecteur. Un programme de renforcement du système immunitaire est sans aucun doute une bonne idée. Je vous conseille en complément de recourir à la phytothérapie ou à l'homéopathie.

Fracture

On parle de fracture lorsqu'un os est brisé. La fracture doit être tenue à l'écart de tout massage, shiatsu compris. Mais une fois les os ressoudés et la guérison en cours, il peut être utile d'appliquer les techniques du shiatsu à d'autres zones, de façon à améliorer la circulation du sang et le flux de Ki dans l'organisme, c'est-à-dire à favoriser la reconstruction et l'énergie de la région lésée.

Grippe

Voir Fièvre.

Grossesse

La grossesse n'est pas une maladie. Au contraire, c'est un phénomène naturel que le genre humain partage avec tout le règne animal. Il n'y a donc pas lieu de parler de « traitement ». Le mieux à faire, dans la plupart des cas, est de laisser les choses se dérouler normalement. Je suis d'avis, pendant cette période, de suspendre les séances de shiatsu dont les pressions soutenues peuvent se révéler inadéquates. Toutefois, la grossesse provoque parfois des gênes locales et des douleurs, dues à une mauvaise position ou à la modification du centre de gravité. Les techniques de dispersion au niveau des côtes et des omoplates soulagent en général ces douleurs, de même qu'un étirement léger du cou. La présence d'un ventre proéminent implique bien évidemment que ces manipulations interviennent en position assise ou couchée sur le côté. Voir aussi Accouchement.

Hémiplégie

Le terme hémiplégie désigne une forme de paralysie qui atteint la moitié du corps, à droite ou à gauche. Elle est due à une lésion de la voie pyramidale, du côté opposé aux membres atteints. Elle peut survenir, entre autres, à la suite d'une congestion cérébrale, d'une blessure à la tête, d'une tumeur au cerveau ou d'une méningite. Elle affecte toute la moitié du corps, ou seulement une moitié du visage, un bras ou une jambe.

L'objectif du traitement est de rendre sa mobilité à la zone affectée. C'est en premier lieu l'affaire des kinésithérapeutes. Le shiatsu, pour sa part, permet au patient de prendre conscience de la moitié du corps immobilisée. Dans les cas graves, la conscience même du corps est affectée, et le patient « oublie » jusqu'à l'existence de la partie malade, ce qui compromet la guérison. Dans la mesure où le Ki circule là où circule l'esprit, le shiatsu est un catalyseur d'énergie idéal pour atteindre ces zones oubliées et leur redonner du tonus.

Il existe deux formes d'hémiplégie, l'hémiplégie spastique, qui durcit les muscles à l'extrême, et l'hémiplégie flasque, qui les rend mous. La première forme se soigne par un étirement doux et des techniques de dispersion légère au niveau des méridiens affectés, complétées de techniques d'apaisement systémiques (c'est-à-dire sur l'ensemble du corps). La seconde nécessite de patientes manipulations et la tonification des méridiens concernés. Dans les deux cas, les membres atteints doivent être mobilisés par étapes, de façon lente et progressive, pour entretenir et améliorer la souplesse des articulations.

La réussite du traitement dépend du degré de gravité de la lésion et de la détermination du patient.

Hémorroïdes

Les hémorroïdes sont des veines varicosées situées autour de l'anus. Elles sont internes ou externes. Une procidence hémorroïdaire (étranglement d'une hémorroïde extériorisée) provoque des douleurs très vives. L'une des causes les plus fréquentes des hémorroïdes est la pression anormale exercée par le passage de selles dures en cas de constipation, chez les patients dont l'alimentation n'est pas assez riche en fibres. La grossesse est aussi un facteur prédisposant.

Pour les crises sans gravité, le shiatsu peut agir sur le méridien de la Rate, qui contrôle globalement les prolapsus et autres irrégularités des organes et des tissus. Les méridiens de la Vessie et du Rein aident à régler les problèmes concernant l'anus. Le travail sur le méridien du Gros Intestin, au niveau des jambes, traite les problèmes de constipation, comme le font, dans certains cas, les techniques de dispersion appliquées au méridien du Foie.

À long terme, la tonification du méridien du Cœur permet de renforcer les veines. À court terme, les onguents à base de plantes médicinales soulagent les douleurs locales.

HERNIE

Une hernie suppose la saillie d'un organe hors de la cavité dans laquelle il se trouve à l'état normal. Le type le plus courant de hernie de la paroi abdominale est la hernie inguinale : une partie de l'intestin sort par le canal inguinal, à l'extrémité de l'aine. Certaines peuvent être replacées mécaniquement. Pour les autres, il faut en principe opérer.

Le praticien de shiatsu peut soulager le patient en cas de hernie bénigne en tonifiant les méridiens associés aux organes locaux. Par exemple, pour les hernies inguinales, on traitera les méridiens du Gros Intestin et de l'Intestin grêle. Il importe, pour toutes les hernies, de travailler sur le méridien de la Rate, dont la mission est de maintenir les organes en place.

En cas de hernie hiatale, c'est une partie de l'Estomac qui fait saillie dans la poitrine, à l'endroit du diaphragme.

Le shiatsu peut soulager les douleurs par étirement prudent de la cage thoracique.

Hernie discale

Voir Sciatique.

Herpès

Le virus *Herpes simplex* touche la peau et les muqueuses, sur les lèvres, la bouche, le visage et les parties génitales. C'est une maladie très contagieuse. La présence du virus dans les ganglions nerveux entraîne la résurgence de la maladie, en général lorsque le patient est victime du stress, de l'anxiété, d'une baisse d'énergie ou d'une déficience du système immunitaire. Le shiatsu peut minimiser les symptômes en renforçant le Ki et les défenses naturelles du patient et en l'aidant à gérer son stress. Une application de shiatsu au niveau des méridiens de la Rate et du Foie peut apporter un léger mieux. L'homéopathie est tout indiquée pour soigner le mal en profondeur. La phytothérapie chinoise est un complément intéressant.

Hoquet

Le hoquet est une contraction soudaine et incontrôlable du diaphragme. Le shiatsu peut l'arrêter instantanément par pression sur les points de transport situés dans le dos, dans la région inférieure de la cage thoracique. En cas d'échec, pressez en même temps l'extrémité extérieure des deux omoplates.

Hyperglycémie

Voir Diabète.

Hypertension artérielle

L'hypertension est un dérèglement très courant de la pression sanguine, qui affecte 15 à 20 % de la population dans les pays industrialisés. Le dysfonctionnement des reins et des glandes surrénales, des complications de la grossesse, des anomalies cardiaques congénitales et l'usage de certaines substances médicamenteuses sont les causes les plus fréquentes. La maladie est aggravée par le tabac, l'alcool, le stress et la sédentarité.

Le shiatsu appliqué aux méridiens du Cœur et du Maître du Cœur décontracte les parois artérielles. Les techniques systémiques d'apaisement, en agissant sur le système parasympathique, induisent la relaxation et détendent également les vaisseaux sanguins. Si les Reins et les glandes surrénales sont en cause, le shiatsu appliqué au méridien du Rein peut aider. Yoga et Qi Gong réduisent notablement l'hypertension. Il convient en premier lieu de réduire la consommation d'alcool et de tabac et d'éviter les excès et les motifs de stress.

Hypertonie spastique

La tension et la rigidité des muscles empêchent parfois tout mouvement au niveau d'une partie du corps. C'est ce qui se passe après une attaque (voir Hémiplégie), un traumatisme ou une affection du système nerveux central. Le shiatsu, comme d'ailleurs la kinésithérapie, peut réduire les spasmes en travaillant en douceur les muscles atteints. Un shiatsu systémique contribuera à restaurer le calme et à apporter au malade un réel soulagement, à condition que les séances soient régulières, afin d'éviter les contractures.

Hypocondrie

Les hypocondriaques ont un souci démesuré de leur santé. Le moindre bobo prend des proportions de catastrophe. C'est souvent le signe d'un trouble psychologique plus profond. Dans certains cas, le shiatsu ou l'acupuncture permettent de rééquilibrer les méridiens de la Rate et de l'Estomac, qui conditionnent la réflexion et le souci. Mais la plupart de ces patients relèvent de la psychothérapie. Les remèdes floraux de Bach donnent parfois de très bons résultats.

Hypoglycémie

On parle d'hypoglycémie lorsque le taux de glucose sanguin est anormalement bas. On constate cette carence dans le cadre d'une insuffisance surrénale, d'une intoxication par un médicament, ou après absorption excessive de boissons alcoolisées. Le traitement est le même que pour l'hyperglycémie, autrement dit le diabète (voir ce mot).

Hypotension

L'hypotension (tension artérielle inférieure à la normale) ne devient un problème que lorsque le patient ressent une gêne, provoquant fatigue, insomnie, étourdissements, maux de tête, palpitations, mauvaise circulation sanguine, manque de concentration, etc. Des séances de shiatsu par tonification, sur plusieurs mois, aident à combattre ces manifestations désagréables. Des techniques spécifiques soulagent à court terme les symptômes associés. Un traitement par les plantes, l'acupuncture et l'homéopathie donnent aussi de bons résultats.

Hystéroptose (prolapsus de l'utérus)

Cette descente d'organe amène le passage de l'utérus dans le vagin. Le shiatsu ne peut rien faire pour remédier à cette situation, mais il peut agir à titre préventif. Si vous présentez un risque en la matière, le praticien de shiatsu portera une attention toute particulière au méridien de la Rate. Selon la médecine orientale, comme on l'a dit plus haut, l'une des fonctions de la Rate est de maintenir en place tous les organes. Des techniques de shiatsu appliquées dans la région du ventre, complétées par des exercices de Sotaï (voir p. 176) sur la zone pelvienne se révèlent extrêmement bénéfiques.

IMMUNODÉFICIENCE

L'immunodéficience est une diminution des défenses naturelles de l'organisme. La résistance du patient aux agressions extérieures s'en trouve amoindrie. Le sida en est un exemple tristement connu. La médecine orientale attribue cette fragilité à un manque de Ki défensif et de Ki nourricier. Or le shiatsu, par nature, renforce le Ki. En particulier, la tonification des méridiens du Rein, de la Rate, du Poumon, du Gros Intestin et du Triple Réchauffeur se révèle très efficace, parce que ces méridiens sont responsables de la bonne circulation du Ki défensif et nourricier. Un régime alimentaire raisonnable, le recours à des plantes médicinales adaptées, de même que la pratique du Qi Gong et du yoga sont des stimulants puissants du système immunitaire.

IMPUISSANCE

L'impuissance se traduit par l'impossibilité pour un homme d'avoir une érection. Le stress, l'anxiété, la dépression et autres causes d'origine psychologique sont souvent responsables de cette situation. Mais il existe aussi des causes physiques, parmi lesquelles l'abus d'alcool, les réactions à certaines substances, les hormones ou une lésion de la moelle épinière. Le phénomène est aggravé par l'âge.

Si la cause est psychologique, le mieux est de consulter un psychothérapeute, même si le shiatsu contribue à alléger le stress en traitant l'anxiété et la dépression.

Si la cause est un déséquilibre hormonal, l'apaisement des méridiens du Rein et de la Vessie, suivi de leur tonification, peut aider. Si le patient souffre d'une mauvaise circulation du sang, qui compromet l'érection, des techniques de dispersion seront appliquées au méridien du Foie, complétées par la tonification des méridiens du Cœur et du Maître du Cœur pour faire bouger le Sang. Le manque d'appétit sexuel peut être traité par un travail sur les méridiens de la Rate et de l'Estomac (qui stimulent le désir de procréer) et sur le méridien du Rein, source d'élan et de volonté.

INCONTINENCE

L'incontinence traduit la difficulté ou l'impossibilité totale à retenir ses urines. Les causes possibles sont nombreuses et sont aussi bien physiques (blessure, problèmes de prostate, hystéroptose, faiblesse des muscles pelviens) que mentales (stress, démence dégénérative...).

En cas de faiblesse des muscles pelviens, le Sotaï (voir p. 176) donne d'excellents résultats. En ce qui concerne le shiatsu, la tonification du méridien du Rein devrait aider, dans la mesure où il commande l'ouverture et la fermeture de l'urètre. Des techniques de tonification au niveau des méridiens du Foie et de la Rate, sur les points des jambes, peuvent aussi être bénéfiques. L'acupuncture donne de très bons résultats, surtout si on complète le traitement par de classiques exercices musculaires au sol pour renforcer la région pelvienne.

INDIGESTION

Sauf dans le cas où elle accompagne des symptômes plus graves, l'indigestion provient d'un excès de nourriture, ou d'une ingestion trop rapide des aliments, ce qui provoque une saturation de l'Estomac. La dispersion de certains points spécifiques au niveau de l'abdomen aide le bol alimentaire à descendre dans les intestins. On traitera aussi les méridiens de l'Estomac et de la Rate, qui influent directement sur la digestion.

La réflexologie et les tisanes digestives donnent de bons résultats. Les conseils d'un nutritionniste, sans aucun doute, aideront les récidivistes à s'alimenter de façon plus rationnelle.

INFARCTUS

Voir Crise cardiaque.

INSOMNIE

L'insomnie est un trouble du sommeil. Elle peut être le signe d'un certain nombre d'affections physiques ou psychologiques. La médecine orientale attribue l'insomnie à une carence d'énergie au niveau du Cœur et du sang, due à des problèmes émotionnels ou à de mauvaises habitudes de vie. Une bonne circulation du sang et du Ki du Cœur procure à l'esprit calme et sérénité. Une faiblesse de l'un ou de l'autre entraîne donc une hyperactivité de l'esprit. Cette tendance est exacerbée la nuit, si les capacités de refroidissement du corps sont amoindries (ce que la médecine orientale comprend comme une déficience de Yin). Un excès de chaleur, associé à un esprit privé de repos, conduit à l'insomnie. L'impossibilité de dormir est parfois provoquée par la congestion du Foie.

Le traitement de shiatsu préconisé en cas de dépression (voir ce mot) donne de bons résultats. Si le Foie est congestionné, des techniques de dispersion appliquées au méridien du Foie sont tout indiquées. L'acupuncture et la phytothérapie chinoise combattent efficacement l'insomnie. Si le problème provient d'un traumatisme émotionnel ou d'une situation mal gérée, la psychothérapie s'impose.

Intoxication

Une intoxication suppose la présence dans le sang de poisons ou de toxines. Les cas graves nécessitent une hospitalisation. Pour les cas moins graves, la médecine par les plantes propose quantité de remèdes naturels pour nettoyer le sang et pour stimuler l'élimination des substances nocives. Une bonne élimination passe par le fonctionnement harmonieux des Reins et du Gros Intestin.

Le shiatsu peut facilement renforcer les Reins et l'Intestin et donc faciliter l'élimination. Un praticien avisé s'efforcera aussi de travailler sur les méridiens du Foie, de la Vésicule biliaire et de l'Estomac.

Kyste ovarien

Les kystes ovariens sont très courants. Ils résultent d'une collection anormale de liquide, formant une nodosité entourée d'une membrane. Leur taille va de celle d'un petit pois à celle d'une balle de tennis, mais la plupart sont plus petits qu'une balle de ping-pong. Les symptômes sont inexistants, jusqu'à ce que la patiente constate un retard de règles ou ressente des douleurs au moment des rapports sexuels. Les kystes fonctionnels peuvent disparaître d'eux-mêmes. En fait, les patientes ne s'en aperçoivent même pas. D'autres, appelés kystes organiques, nécessitent une intervention chirurgicale.

Le shiatsu peut agir à titre préventif, ou accélérer la disparition de kystes fonctionnels en rétablissant l'équilibre hormonal, par tonification des méridiens du Rein et de la Vessie. Renforcer la Rate, dont le rôle est de transformer les aliments liquides et solides en cellules, permet de réduire les déchets et la constitution des kystes. Le shiatsu, associé à la phytothérapie chinoise et complété par un régime alimentaire approprié, constitue l'un des meilleurs traitements disponibles en la matière.

Leucorrhée

La leucorrhée se traduit chez la femme par d'abondantes pertes blanches associées à une inflammation du vagin et de vives démangeaisons locales. Elle se traduit par une mauvaise irrigation sanguine de la région pubienne et une sensation de froid. Un travail sur le méridien du Foie, complété par un étirement des jambes, améliore la circulation sanguine dans les parties génitales. Le traitement des méridiens de l'Intestin grêle et du Triple Réchauffeur contribue par ailleurs à régler la plupart des problèmes de l'appareil reproducteur féminin.

Lordose

La lordose se manifeste par une courbure concave exagérée de la colonne vertébrale au niveau des lombaires. La cause est le plus souvent musculaire, suite à une faiblesse de la sangle abdominale ou à une contraction excessive des muscles pelviens. Le port de chaussures à hauts talons est un facteur aggravant, de même que certains exercices ou figures de danse.

Le shiatsu tonifie les Reins, renforce le ventre, détend les muscles lombaires et pelviens et permet de rectifier la position du corps. Il est encore plus efficace si on l'associe au Sotaï. La technique d'Alexander, dans un certain nombre de cas, donne aussi de très bons résultats.

Lumbago

Voir Douleurs dorsales.

Luxation

Les articulations peuvent être lésées par une chute, un coup ou un faux mouvement. Le déboîtement de deux surfaces articulaires empêche les mouvements et provoque une vive douleur. La luxation est souvent associée à une fracture ou à une entorse (voir ces mots). Lorsque les ligaments sont en bonne voie de guérison, il est important de mobiliser l'articulation avec douceur pour la rééduquer graduellement, et de stimuler le Ki et le Sang. Les techniques de dispersion du shiatsu sont tout indiquées dans ce cas, de même qu'un étirement adapté. C'est au praticien d'évaluer le stade de consolidation de l'articulation en palpant des points précis. Un traitement trop précoce serait douloureux et inutile.

Mal de dent

Si le mal de dent provient d'une carie, le traitement relève à l'évidence du dentiste, mais le shiatsu peut vous aider à supporter la douleur si le rendez-vous se fait attendre. Des techniques de dispersion sous les aisselles, sur le haut de la poitrine, le bras ou l'épaule sont très efficaces. Vous pouvez d'ailleurs effectuer ces gestes vous-même.

Douleurs de la mâchoire supérieure : pressez fermement le muscle deltoïde au sommet de l'épaule.

Douleurs de la mâchoire inférieure : pressez fermement le pectoralis major, situé sous la voûte de l'aisselle.

Pour la mâchoire supérieure, le praticien appliquera une forte pression le long des méridiens du Cœur et de l'Intestin grêle, sur la face externe du bras. Pour la mâchoire inférieure, il fera de même sur les méridiens du Poumon et du Gros Intestin au niveau de la main.

Une pression ferme le long du méridien du Maître du Cœur, sur la ligne médiane de la face interne du bras, calme les douleurs gingivales.

Mal de gorge

Le rhume et la grippe s'accompagnent souvent d'un mal de gorge. Il existe aussi des affections spécifiques de la gorge, du pharynx et du larynx. En médecine orientale, la gorge est le siège de la Chaleur des Poumons et des voies respiratoires supérieures. Le praticien de shiatsu optera pour des techniques énergiques de dispersion des méridiens du Poumon et du Gros Intestin au niveau des bras, et surtout des mains. Cette méthode rafraîchit les Poumons et la gorge, et aide à évacuer du corps l'excès de chaleur. À noter que la phytothérapie constitue le meilleur remède aux maux de gorge.

Mal des transports

Voir Cinépathie.

Maladies infectieuses

Le shiatsu ne convient pas au traitement des maladies infectieuses, qui relèvent de la médecine occidentale, et dans certains cas de la phytothérapie. Toutefois, une personne fragile et sujette aux rechutes aura tout avantage à pratiquer régulièrement le shiatsu pour renforcer son système immunitaire (voir Immunodéficience).

Maux de tête

Voir Céphalées.

Ménopause

Toutes les femmes, entre 45 et 55 ans, constatent l'arrêt de leurs règles, en raison d'une baisse de production des hormones sexuelles. Les symptômes varient selon les patientes, mais les plus courants sont les bouffées de chaleur, la fatigue, l'insomnie, la nervosité, les irritations locales et les sueurs nocturnes. La médecine orientale explique ces manifestations par une faiblesse de l'énergie Yin des Reins, qui ne remplissent plus leur fonction de rafraîchissement, amenant un déséquilibre de Ki et de sang au niveau du Cœur, de la Rate et du Foie.

Sans considération du traitement médical préconisé par ailleurs, le shiatsu stimule l'énergie Yin par tonification de certains points sur le méridien du Rein, et par dispersion en certains points du méridien du Cœur, ce qui a pour effet d'activer le sang, de soulager les bouffées de chaleur et les suées, et de calmer l'esprit.

Migraine

Voir Céphalées.

Mononucléose infectieuse

Cette infection virale aiguë se caractérise entre autres par une hypertrophie des ganglions lymphatiques. Le principal symptôme est un fort mal de gorge. La maladie touche en priorité les adolescents, qui n'ont pas encore développé les anticorps nécessaires. Dans les cas graves, le malade présente une jaunisse, due à une atteinte bénigne du Foie.

La plupart des patients se remettent en quelques semaines. Le repos complet permet à l'organisme de refaire ses défenses et d'éliminer le virus. La fatigue et le manque d'énergie, souvent accompagnés d'un état dépressif, persistent deux ou trois mois. C'est pendant cette période de convalescence que le shiatsu se révèle d'une utilité certaine, parce qu'il tonifie le système immunitaire. La circulation harmonieuse de Ki dans les méridiens du Poumon, de la Rate et du Triple Réchauffeur a des effets bénéfiques, de même que la tonification des Reins. Les patients qui ont contracté une mononucléose manifestent souvent, pendant plusieurs années, une faiblesse de Ki au niveau des méridiens du Foie et de la Vésicule biliaire. Il est donc tout indiqué de pratiquer régulièrement le shiatsu.

NAUSÉE

La nausée est l'impression désagréable d'avoir envie de vomir. Le traitement est le même que pour l'indigestion (voir ce mot). On peut soulager les symptômes, écœurement et vertige, en pressant fermement le point 6 du méridien du Maître du Cœur, appelé « porte intérieure » (voir fig. 15a, p. 34). Le shiatsu appliqué au niveau des pieds est également efficace.

NÉVROSE

Les troubles névrotiques recouvrent diverses formes d'anxiété, de dépression ou d'obsession. La différence essentielle entre névrose et psychose (voir ce mot) est que le patient névrosé est parfaitement conscient de son état, et qu'il garde le contact avec la réalité.

La plupart des patients atteints de névrose trouveront dans la pratique du shiatsu un grand réconfort, parce que cette discipline offre soutien et contact humain. La médecine orientale, comme nous l'avons vu au début de cet ouvrage, fonde un certain nombre de diagnostics sur la répartition des Cinq Éléments et leurs rapports avec les émotions. Le praticien de shiatsu réglera son traitement sur l'étude de l'élément dominant de la personnalité du patient et en déduira quels sont les organes à harmoniser. Les névroses obsessionnelles et la peur, par exemple, impliquent les Reins, alors que la Rate influe sur le souci et la réflexion excessive. Dans la pratique, le travail va bien au-delà d'une simple manipulation des méridiens correspondant aux différentes émotions, mais ces indices ne sont pas négligeables. Les remèdes floraux de Bach constituent un complément appréciable.

Ostéoarthrite

Voir Arthrite.

Ostéoporose

Les patients atteints d'ostéoporose présentent une diminution progressive de la trame protéique des os, ce qui fragilise le squelette et augmente le risque de fracture. C'est une conséquence naturelle du vieillissement, que l'on constate en majorité chez les femmes, après la ménopause. La raison en est qu'à ce stade le taux des œstrogènes diminue, alors que ces hormones protègent les tissus osseux. Cette affection est accentuée par divers facteurs, notamment un manque de calcium et de vitamine D ou la sédentarité. La cause peut aussi être endocrinienne ou médicamenteuse.

Les traitements hormonaux contribuent très largement à diminuer le nombre des fractures chez les femmes ménopausées. Le shiatsu fait beaucoup pour l'équilibre hormonal, en travaillant sur les méridiens du Rein et de la Vessie. Voir aussi Ménopause.

Otite

L'otite, de même que les affections de l'oreille en général, est une maladie très fréquente, surtout chez les enfants. Les causes sont multiples, infection, malformation congénitale, accumulation de cérumen, bains trop chauds, mauvaise position du cou ou réaction à une substance médicamenteuse. En l'absence de causes connues, l'otite peut manifester un blocage de Ki au niveau des méridiens de la Vésicule biliaire ou du Triple Réchauffeur, ce qui justifie l'intervention du shiatsu, les techniques de dispersion étant appliquées dans les régions postérieure et latérale de la tête.

PALPITATIONS

Les exercices violents ou les situations génératrices d'anxiété provoquent une accélération des battements du Cœur qui peuvent aller jusqu'aux palpitations. Si le phénomène se produit au repos, c'est en général le résultat d'un abus d'excitant, alcool, tabac ou caféine. C'est aussi la conséquence possible d'une anomalie cardiaque ou d'une hyperthyroïdie. Les palpitations ne posent un problème que si elles sont fréquentes et douloureuses, provoquant une tension dans la poitrine et une gêne respiratoire, auquel cas il faut consulter un médecin pour en découvrir la cause profonde.

Le shiatsu appliqué au niveau du ventre et du plexus solaire aide grandement à calmer les palpitations. L'apaisement des méridiens du Cœur et du Maître du Cœur est également efficace. Si les palpitations proviennent d'une mauvaise digestion ou d'une consommation excessive de sucre, le praticien travaillera au niveau des méridiens de la Rate et de l'Estomac.

PARALYSIE

On parle de paralysie lorsque le patient est incapable de commander ses mouvements. On appelle hémiplégie la paralysie qui affecte la moitié gauche ou droite du corps, et paraplégie la paralysie qui immobilise les jambes et la moitié inférieure du tronc. La tétraplégie touche le tronc, les bras et les jambes. Un certain nombre de traumatismes et d'affections provoquant une lésion du système nerveux central et périphérique peuvent entraîner une paralysie. Selon les cas, le traitement est le même que pour l'hémiplégie ou la paralysie faciale (voir ces mots).

Paralysie cérébrale de la petite enfance

Il arrive qu'un accident cérébral en fin de gestation ou à l'accouchement affecte le développement normal du nouveau-né et provoque soit des spasmes, soit une athétose (mouvements involontaires lents et ondulants, en particulier des mains et des pieds), soit une ataxie (difficulté de coordination des mouvements volontaires). L'affection peut aller d'une simple gêne des mouvements à une invalidité totale. Elle s'accompagne dans 75 % des cas d'un retard mental.

Cette forme de paralysie n'est pas curable en tant que telle, mais il est possible d'améliorer l'équilibre et le contrôle des muscles. La kinésithérapie est la méthode la plus appropriée. Mais un certain nombre de praticiens de shiatsu ont remarqué que des techniques de soutien peuvent réduire considérablement les spasmes musculaires. Les parents confrontés à cette situation ont donc tout intérêt à apprendre quelques gestes simples pour soulager leurs enfants.

Paralysie faciale

Cette affection est due à une lésion du nerf facial, lorsque celui-ci se trouve comprimé ou endommagé par une maladie infectieuse, une tumeur ou une fracture. La paralysie faciale périphérique, ou paralysie de Bell, est souvent bénigne, et disparaît parfois spontanément. Cependant, la rééducation est un élément de guérison important. L'acupuncture donne de bons résultats. Quant au shiatsu appliqué au niveau du visage, il permet de soulager la douleur et d'accélérer la guérison.

Paranoïa

La paranoïa est une psychose dans le cadre de laquelle le patient se croit persécuté par son entourage. Une lésion du cerveau, l'abus de drogue ou d'alcool, la schizophrénie et autres troubles de la personnalité peuvent induire un délire paranoïaque. Une forme légère appelée paranoïa sensitive peut toucher les sujets sensibles que l'on a « déracinés », comme par exemple les personnes déplacées, littéralement arrachées à leur famille et à leur environnement.

Le traitement passe en premier lieu par la psychothérapie. Le praticien de shiatsu considère les tendances paranoïaques comme un signe de la peur profonde de perdre ses racines, aggravées par la réflexion excessive et par un sentiment de solitude et d'abandon. Il importe donc de rééquilibrer l'énergie des Reins pour combattre la peur et l'énergie de la Rate pour atténuer le souci, et aussi de calmer les méridiens du Cœur et du Maître du Cœur, pour « ancrer » l'esprit. La saturation du méridien de l'Estomac entraîne l'agitation de l'esprit, si bien qu'il est souvent nécessaire de le calmer. Des techniques de soutien, une attention constante à l'égard du patient expliquent le succès du shiatsu en matière de paranoïa. Les remèdes floraux de Bach et l'homéopathie complètent avantageusement le traitement.

Pathologie des artères coronaires

Voir Angine de poitrine et Artériosclérose.

Phobie

La phobie est une peur irrationnelle ressentie à la vue d'un objet ou d'un animal ou éprouvée dans une situation particulière. L'agoraphobie, par exemple, est la peur des foules et des lieux publics. Les principes du traitement sont très proches de ceux qui s'appliquent à la paranoïa.

Il existe une technique simple, bien que subtile, qui permet au praticien de dissiper les troubles émotionnels. Il lui suffit de toucher légèrement le front du patient, juste au-dessus des sourcils, à l'aplomb du milieu de l'œil. Le patient se relâche instantanément, pour se concentrer uniquement sur les pulsations qu'il ressent à cet endroit. Votre praticien de shiatsu se livrera à cet exercice chaque fois qu'il vous sentira tendu, ou en proie à des émotions confuses. Ce geste inhibe la pensée subjective au profit de la pensée objective. Pendant quelques minutes, il amène donc le patient à penser de manière plus rationnelle.

Pieds plats

Lorsque les muscles et les ligaments de la voûte plantaire manquent de vigueur, le sujet a les pieds plats. Si cette situation s'aggrave à l'âge adulte, il est nécessaire de se livrer à une série d'exercices pour renforcer les muscles des pieds. C'est à un kinésithérapeute de définir ce programme. Les techniques de tonification du shiatsu, appliquées aux Reins, au Foie et à la Rate, augmentent l'efficacité de ces exercices, dans la mesure où les méridiens du Rein et de la Rate maintiennent la voûte plantaire, la Rate étant globalement responsable de la bonne « tenue » du corps. Quant au Foie, il nourrit tous les ligaments, y compris ceux des pieds.

Poliomyélite

Le virus de la poliomyélite attaque le cerveau et la moelle épinière et, dans 10 % des cas, provoque la paralysie complète des jambes et de la partie inférieure du tronc. Il arrive qu'une seule jambe soit atteinte. Fort heureusement, 90 % des personnes touchées, essentiellement des enfants, ne souffrent que de maux de gorge et d'une forte fièvre.

Moins de 25 % des malades frappés de paralysie restent handicapés à vie, les autres reprenant une activité normale après une période plus ou moins longue de rééducation. Le shiatsu joue un grand rôle dans ces capacités de récupération. L'essentiel du traitement consiste à stimuler la circulation du sang et du Ki en direction des membres atteints par renforcement des méridiens du Foie, du Rein, du Cœur et de la Rate. Les exercices de Sotaï (voir p. 176) aident les muscles et les os à retrouver un bon équilibre.

Polyarthrite rhumatoïde

Voir Arthrite.

Prostate (pathologie)

Pour des raisons encore inconnues de la médecine occidentale, il arrive que la prostate, glande sexuelle masculine située sous la vessie, présente un gonflement important et appuie sur le canal urinaire. Dans les cas graves, une intervention chirurgicale s'impose. Les praticiens de shiatsu ont constaté que les patients qui ont des problèmes de prostate manifestent un vide (Kyo) au niveau du méridien du Foie et aussi un vide au niveau du méridien du Rein, celui-ci ayant pourtant, en surface, toutes les apparences de la saturation. Le méridien du Foie assure le bon fonctionnement de la prostate par l'énergie qu'il lui apporte, alors que le méridien du Rein lui fournit l'« Essence » nécessaire à la fabrication du plasma séminal.

Si le problème ne présente pas encore de caractère de gravité, le shiatsu peut contribuer à stabiliser la situation. Dans ce cas, on applique des techniques de dispersion douce au niveau du méridien du Rein, suivies de techniques énergiques de tonification au niveau des méridiens du Foie et de la Vésicule biliaire. Après quelques séances, on tonifiera le méridien du Rein, de la Vessie et de la Rate. En complément de ces traitements, on pourra recourir avec profit à la phytothérapie chinoise.

Les exercices au sol qui renforcent la région pelvienne sont une excellente façon de prévenir les problèmes de prostate.

Psoriasis

Le psoriasis est une affection de la peau qui peut couvrir une surface importante du corps. Pour cette raison, la seule technique de shiatsu applicable est l'imposition des paumes. Toutefois, si un autre traitement, allopathie, homéopathie ou phytothérapie, parvient à guérir l'inflammation, le shiatsu peut prévenir les rechutes. Le principe est de renforcer tous les organes chargés de l'évacuation des déchets, à savoir les Reins, la Vessie, le Gros Intestin et les Poumons. Renforcer les Reins et la Vessie favorise l'élimination des toxines en améliorant le transit de l'urine. Travailler sur le Gros Intestin améliore le transit et l'évacuation des selles. Ce qui soulagera la peau dans les mêmes proportions, considérant qu'elle est elle-même un outil d'élimination. Les méridiens qui retiendront en premier lieu l'attention du praticien sont donc celui du Rein et celui du Gros Intestin, mais aussi le méridien du Poumon, car ce sont les Poumons qui fournissent à la peau le Ki et l'humidité nécessaires à son équilibre.

Psychose

Une psychose fait perdre au patient le sens du réel. C'est ce que l'on qualifiait autrefois de « folie ». La schizophrénie et la psychose maniaco-dépressive entrent dans cette catégorie. Le rôle du shiatsu est analogue à celui qu'il peut jouer dans une névrose (voir ce mot), mais avec un taux de réussite moins élevé. On peut cependant penser qu'une pratique plus large du shiatsu, qui établit entre les hommes des contacts directs, aurait pour effet de diminuer le nombre des psychoses.

Raideur musculaire

Un exercice musculaire intense et inhabituel provoque un blocage de la circulation sanguine et un défaut d'évacuation des déchets au niveau des cellules et des tissus, source de raideur et de douleur. Une pratique régulière améliore ces fonctions.

Le shiatsu est particulièrement adapté au renforcement du Ki et du Sang, dont il améliore la circulation sur le plan local aussi bien que systémique. Un étirement prudent des fibres musculaires, perpendiculairement, permet d'évacuer les déchets en douceur. La figure 52 illustre ce principe d'« étirement croisé » appliqué au muscle de la cuisse.

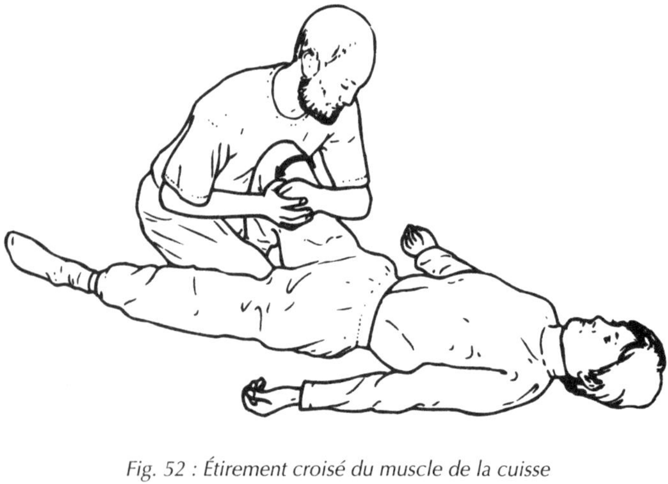

Fig. 52 : Étirement croisé du muscle de la cuisse

L'application d'huiles essentielles, lavande ou romarin, par un aromathérapeute donne aussi de très bons résultats. À noter qu'un échauffement progressif avant et une phase de repos après sont indispensables si l'on veut lutter efficacement contre la raideur musculaire.

Rhume

Le rhume est provoqué par un virus qui inflamme les muqueuses, le plus souvent au niveau des fosses nasales et des sinus (ce qu'on appelle plus précisément une sinusite). Toutefois, les oreilles, les yeux et la gorge peuvent également être touchés. Le rhume ne se « soigne » pas à proprement parler : une fois que vous l'avez contracté, il faut attendre un certain temps pour que la maladie suive son cours et que les symptômes disparaissent. La vitamine C, toutefois, peut être administrée à titre préventif et peut aussi aider à guérir plus vite.

La pratique régulière du shiatsu, qui aide à renforcer le système immunitaire, joue un rôle de prévention important en matière de rhumes. En cas de rhume, le shiatsu appliqué au niveau du visage décongestionne le nez et les sinus. Les techniques de dispersion sur les points du Poumon dans le dos et sur le méridien du Poumon dans l'avant-bras contrebalancent les effets du vent et du froid (voir Les causes externes de la maladie, p. 78) et renforcent les Poumons.

Rhume des foins

Cette forme de « rhume » est en fait une allergie au pollen, à la poussière ou à une autre substance en suspension dans l'atmosphère. Le traitement qui convient est donc celui des allergies (voir ce mot).

Sacralgie

Les douleurs de la région sacro-iliaque ont des causes diverses. Les manipulations ostéopathiques donnent souvent de bons résultats. Mais le meilleur traitement reste le Sotaï (voir p. 176), qui permet de rééquilibrer le pelvis. Le shiatsu appliqué aux méridiens du Rein, de la Vessie, du Foie et de l'Intestin grêle est également très bénéfique, dans la mesure où le méridien de la Vessie, aidé par l'extension du méridien du Rein, fournit le Ki à la région sacro-iliaque. L'étirement et la dispersion de l'extension du méridien de l'Intestin grêle au niveau des jambes soulagent la tension des muscles fessiers. Le méridien du Foie est directement concerné, car il contrôle l'alimentation des ligaments.

Scapulalgie (douleur de l'épaule)

Une scapulalgie peut être provoquée par une blessure ou une luxation de l'épaule, ou se manifester spontanément. Dans la mesure où tous les méridiens fournissent de l'énergie à cette articulation précieuse et compliquée, toute anomalie survenant en un point quelconque du corps peut provoquer un blocage de Ki au niveau de l'épaule. C'est le cas d'un déséquilibre au niveau des méridiens du Gros Intestin et de l'Intestin grêle. Une séance systémique suivra donc – ou précédera – des manipulations locales. Le shiatsu est la discipline la plus efficace pour combattre les douleurs de l'épaule, mais la kinésithérapie et l'acupuncture donnent aussi de bons résultats.

Schizophrénie

Voir Psychose.

SCIATIQUE

On appelle sciatique une douleur vive siégeant le long du nerf sciatique, à l'intérieur de la fesse, dans la cuisse et parfois le long de la jambe et jusque dans les pieds. Elle s'associe à des démangeaisons, des picotements, des zones d'insensibilité. La cause en est le plus souvent un pincement du nerf au niveau des vertèbres lombaires. Elle peut également être provoquée par une tumeur, un abcès, une infection ou une mauvaise position.

Des techniques douces pourront être appliquées avec prudence pour étirer et décomprimer les vertèbres lombaires, par massage relaxant des muscles avoisinants, manipulation en profondeur des tissus abdominaux et rééquilibrage des méridiens du Rein et de la Vessie et des extensions des méridiens du Gros Intestin et de l'Intestin grêle (qui passent tous à proximité du trajet du nerf sciatique). Des exercices correctifs de Sotaï (voir p. 176) sont aussi conseillés. L'ostéopathie et la chiropractie donnent parfois de bons résultats. Si la cause est mal connue, une visite chez le médecin s'impose, pour découvrir si le responsable du pincement n'est pas un abcès ou une tumeur.

SCLÉROSE

La sclérose, ou fibrose, est un épaississement des tissus, qui se manifeste fréquemment chez les personnes d'âge moyen et les personnes âgées, même si les médecins expriment une certaine réticence à en reconnaître les symptômes. Elle provoque des douleurs et des raideurs musculaires, que l'on peut interpréter comme une stagnation du Ki et du sang consécutive à une mauvaise position ou à une attitude crispée. Le cou, le dos, les épaules, la poitrine, les muscles fessiers et les genoux peuvent être affectés.

Les techniques du shiatsu contribuent à disperser le sang stagnant et à stimuler la circulation dans les zones concernées. Ces mouvements de dispersion énergiques sont suivis d'une tonification des méridiens du Rein et de la Rate, pour réduire les récidives au minimum.

SCLÉROSE EN PLAQUES

La sclérose en plaques est une affection d'origine inconnue, probablement auto-immune, qui touche le cerveau et la moelle épinière. Elle concerne essentiellement les jeunes adultes, dont une proportion légèrement plus importante de jeunes femmes. Le degré de gravité est variable, de même que les symptômes, en fonction de la zone lésée au niveau du système nerveux. Une atteinte de la moelle épinière provoque des lourdeurs dans les jambes, des picotements, des zones d'insensibilité. Les mouvements maladroits, la faiblesse musculaire, la parole incertaine, les troubles de la vision, la fatigue, le vertige et des sensations d'absence sont quelques-unes des conséquences possibles d'une atteinte du cerveau.

Le patient passe par des phases imprévisibles d'amélioration et de rémission, suivies de rechutes tout aussi brutales. Certaines personnes présentent des symptômes légers et connaissent de longues périodes de rémission, alors que d'autres sont gravement handicapées, sur plusieurs mois, par le développement de la maladie. Le stress, les exercices violents et l'exposition directe aux rayons du soleil peuvent susciter ou aggraver les symptômes. Des compléments alimentaires naturels peuvent aider les malades, notamment les graines de tournesol et l'essence de primevère.

Le shiatsu, pratiqué pendant les périodes de rémission, permet de stimuler le système immunitaire et donc de diminuer les risques de rechute grave. Associé au Sotaï (voir p. 176), il permet aussi de soulager les symptômes déclarés, notamment les raideurs musculaires. Il faut être très prudent à cet égard, des manipulations inadéquates risquant au contraire de les aggraver. À ma connaissance, tous les patients affectés présentent un déséquilibre notable au niveau des méridiens de la Rate et du Maître du Cœur, sur lesquels le praticien travaillera en priorité. Une tonification prudente du méridien de la Vessie, de part et d'autre de la colonne vertébrale, agit souvent de façon spectaculaire sur la vitalité du patient. Il arrive aussi que tous ces traitements soient sans effet, car la maladie, hélas, est hautement imprévisible.

Scoliose

La scoliose est une déviation des vertèbres au niveau du thorax. Les cas les plus graves entraînent une déviation de l'épaule. La scoliose peut être « fixe », c'est-à-dire irréversible, ou provoquée par une mauvaise assise de la région pelvienne. Dans ce dernier cas, je recommande le Sotaï (voir p. 176), le shiatsu, l'ostéopathie ou la chiropractie. Des techniques énergiques de shiatsu au niveau du méridien de la Vésicule biliaire donnent de très bons résultats en matière de rééquilibrage des côtés gauche et droit du corps.

Sida

Le sida, ou syndrome d'immunodéficience acquise, est la phase tardive d'une infection par le VIH (virus d'immunodéficience humaine). Toutefois, les personnes séropositives ne développent pas nécessairement la maladie, bien qu'elles restent susceptibles de la transmettre. Il est donc particulièrement utile de renforcer leur système immunitaire, afin qu'elles soient en mesure de combattre plus efficacement le virus.

La phase de la primo-infection se manifeste par une fièvre intense, des adénopathies (gonflement des ganglions lymphatiques) et parfois un amaigrissement généralisé. L'appellation de syndrome apparenté au sida, ou ARC, a été abandonnée; on parle de « formes mineures » de l'infection, ou d'immunodépression mineure.

Le shiatsu, associé au Qi Gong (exercices de renforcement du Ki) et à la phytothérapie chinoise, contribue à renforcer le système immunitaire. L'expérience clinique démontre que la projection de Ki au niveau des méridiens du Poumon, de la Rate et du Triple Réchauffeur stimule les défenses naturelles de l'organisme. Mais l'apport le plus significatif, à l'évidence, est le contact physique entre praticien et patient, dont les retombées psychologiques sont très importantes dans la lutte contre la maladie.

Sinusite

Voir Rhume.

Spondylarthrite ankylosante

La spondylarthrite débute en général par des douleurs siégeant derrière les cuisses et dans la partie moyenne du dos, cette forme d'arthrite touchant en priorité l'articulation sacro-iliaque et le rachis lombaire. Ces douleurs s'aggravent en fin de nuit, et de nouveau le soir. La cause de cette affection est inconnue, prédisposition familiale mise à part. Les malades sont en majorité de sexe masculin. L'inflammation progresse de bas en haut et provoque des raideurs et des difficultés à se mouvoir, ainsi qu'une cyphose (courbure de la colonne vertébrale). Lorsque les articulations costovertébrales sont atteintes, on note aussi une insuffisance respiratoire entraînant des douleurs dans la poitrine.

Excepté les anti-inflammatoires pour calmer les manifestations douloureuses, il n'existe pas de traitement pour cette affection chronique. Les techniques de dispersion du shiatsu et les massages du dos sont efficaces contre la douleur, de même que le recours à la chaleur (à noter que la chaleur ne doit pas être utilisée en cas d'inflammation aiguë). L'application de chaleur peut se faire par imposition des paumes (Hoshino), application de compresses de gingembre ou moxibustion (voir p. 175). La technique d'Alexander, qui contribue à corriger les mauvaises positions, peut aider un certain nombre de patients.

Compte tenu du caractère progressif de l'inflammation, qui diminue d'ailleurs avec l'âge, toutes les techniques destinées à faciliter la mobilité se révèlent d'une grande efficacité et permettent de limiter au minimum les gênes et les déformations.

Stérilité

La stérilité est l'incapacité à se reproduire. Chez l'homme, elle est souvent le résultat d'une production limitée ou inexistante de sperme, ou d'une anomalie des spermatozoïdes, incapables de résister assez longtemps pour pénétrer dans l'ovule, par exemple. Le nombre de spermatozoïdes est affecté par l'alcool, le tabac et certaines drogues. Une MST peut endommager les canaux.

La stérilité féminine est le plus souvent due à un défaut d'ovulation, provoqué par le stress, par une malformation congénitale, un déséquilibre hormonal, un kyste ou une tumeur. Une obturation des trompes de Fallope empêche parfois le passage des spermatozoïdes. Ou bien encore le mucus cervical fabrique des anticorps qui détruisent les spermatozoïdes.

Le shiatsu et l'acupuncture, éventuellement associés à la phytothérapie chinoise, peuvent traiter la stérilité masculine et féminine dans le cas où le problème vient d'une incapacité à produire des ovules et des spermatozoïdes sains et en nombre suffisant, considérée comme une faiblesse de l'Essence. Cette carence sera combattue par une tonification énergique des Reins, complétée par un travail sur le Foie pour qu'il fournisse davantage de sang aux organes reproducteurs. Notez bien qu'il faudra un certain temps pour constater des résultats. Un déséquilibre hormonal peut être traité de la même façon. Un problème de stress ne résistera pas au shiatsu.

Je recommande toutefois aux patientes stériles de consulter un médecin pour déceler les possibles problèmes organiques de type abcès ou tumeur.

STRESS

Nous sommes tous exposés à des facteurs de stress, qui freinent nos perspectives de santé. Nous ne sommes pas responsables de cette situation en tant qu'individus, car même si nous mangeons, travaillons, dormons et nous divertissons comme il faut, nous sommes soumis à des pollutions et à des agressions qui minent nos capacités naturelles. À l'évidence, nous ne vivons pas dans le jardin d'Éden.

En soi, le stress n'est pas un problème. Il aiguise nos réflexes et nous pousse vers des objectifs supérieurs. C'est l'excès de stress qui sape nos forces vives.

L'un des éléments qui accentuent les méfaits du stress est le manque de soutien de la part des autres. Le shiatsu propose bien plus que des techniques de pression : il nous offre un moyen de communiquer et le soutien du toucher.

Un contact avec autrui, s'il est réalisé dans l'empathie, est un important facteur antistress. Il active notre système parasympathique, qui a pour effet de nous calmer. Les situations tendues ou périlleuses stimulent la production d'adrénaline et nous préparent à la lutte ou à la résistance. Si l'équilibre n'est pas respecté entre situations génératrices de stress et détente, le corps se trouve perpétuellement bloqué en position de défense. D'où tension musculaire, anxiété, insomnie et épuisement de nos réserves d'adrénaline.

La façon dont le shiatsu agit contre le stress passe par une attitude de compassion et de sensibilité, qui encourage la relaxation et la décontraction par le biais d'un toucher discret et respectueux, par opposition à des gestes agressifs qui nous poussent au contraire à nous dérober et à nous crisper un peu plus.

Le traitement de l'anxiété (voir ce mot) s'applique également au stress.

Syndrome de Down

Le syndrome de Down, également appelé mongolisme ou trisomie 21, est un handicap mental malheureusement assez courant, accompagné par des caractéristiques physiques spécifiques. Il est dû à une aberration chromosomique et se manifeste essentiellement chez les bébés dont la mère a plus de 40 ans. C'est une maladie incurable, mais on peut faire en sorte que la vie de ces enfants soit aussi épanouie que possible, en les entourant de soins et d'affection. Le shiatsu joue à cet égard un rôle important. Les parents peuvent apprendre quelques gestes simples et les partager avec l'enfant, qui les apprécie en général beaucoup. Celui-ci peut aussi apprendre ces techniques et les appliquer à son tour à ses proches, ce qui lui donne le sentiment justifié d'être utile.

Les manipulations ostéopathiques du crâne, pratiquées dès le plus jeune âge, ont donné des résultats notables dans un certain nombre de cas. Un régime alimentaire adapté est également bénéfique. Des études récentes laissent même supposer que des compléments alimentaires administrés à la mère en cours de grossesse pourraient réduire le risque de développement de la maladie chez l'enfant.

Syndrome du canal carpien

Il arrive que le ligament annulaire du carpe comprime le nerf médian au niveau du poignet, ce qui entraîne des douleurs et des fourmillements dans les doigts, surtout la nuit, et diminue la force du pouce. On note que cette affection frappe en priorité les femmes en cours de grossesse ou à la ménopause, celles qui utilisent des contraceptifs oraux depuis peu, ou celles qui souffrent d'un syndrome prémenstruel. On peut donc en déduire qu'elle est souvent liée, chez la femme, à un déséquilibre hormonal. Elle affecte aussi, sans distinction de sexe, les personnes qui souffrent d'arthrite rhumatoïde.

Le shiatsu, la phytothérapie, l'acupuncture, la réflexologie et l'homéopathie contribuent à restaurer l'équilibre hormonal. Ce qui se traduit, selon la médecine orientale, par une régulation du Ki et du sang dans les organes, en particulier le Foie, la Rate et les Reins. Des techniques de dispersion appliquées aux mains, au bras et à l'épaule régularisent le flux du Ki, du sang et des liquides corporels en direction des poignets.

Syndrome prémenstruel

Voir Troubles de la menstruation.

Tennis-elbow

Voir Épicondylite.

Tension

La tension psychologique, génératrice de stress et d'anxiété, donne le sentiment d'être prisonnier d'un problème insoluble. La tension physique en est habituellement le corollaire, provoquant des maux de tête et une raideur douloureuse. Les régions contractées sont essentiellement les épaules et la nuque, comme si le patient portait effectivement sur son dos toute la misère du monde. Les techniques de dispersion du shiatsu font merveille en la matière. Voir aussi le traitement des raideurs musculaires, de l'anxiété et du stress. La méditation, le yoga et le Qi Gong combattent efficacement la tension physique et psychologique.

Thrombose

Si le médecin vous dit que vous avez une thrombose, cela signifie qu'un caillot bloque l'une de vos veines ou de vos artères. Ce caillot, ou thrombus, au niveau du membre inférieur par exemple, entraîne une phlébite. Le médecin vous prescrira un anticoagulant. Si vous savez que vous souffrez d'une thrombose, ou si vous le craignez, évitez absolument le shiatsu, qui risque de disperser le caillot et de l'entraîner vers les organes vitaux, Cerveau ou Cœur, entraînant respectivement une congestion cérébrale ou une crise cardiaque.

Toxicomanie

Voir Dépendance.

Troubles de la menstruation

Les organes reproducteurs sont affectés par les biorythmes, lesquels sont influencés par les hormones et la circulation du sang. Ils sont donc facilement perturbés par des facteurs physiques, émotionnels ou nutritionnels. Ces déséquilibres se traduisent par des douleurs menstruelles, des règles trop abondantes, une menstruation irrégulière ou un syndrome prémenstruel.

Selon la médecine orientale, les causes de ces déséquilibres sont l'exposition au froid, la nourriture trop froide et la faiblesse ou la stagnation du Ki et du sang. Le praticien de shiatsu veillera donc à réguler la circulation du Ki et du sang vers les organes internes, en particulier le Foie et la Rate.

On traitera les douleurs menstruelles en manipulant les méridiens de l'Estomac et de l'Intestin grêle, plus quelques points des méridiens du Foie et de la Rate. Pour combattre les douleurs et les vertiges survenant après les règles, le praticien tonifiera le méridien de la Vessie sur des points situés dans le milieu et le bas du dos. Le shiatsu sur la région lombaire et la région sacrée assurera des menstruations régulières. Les règles trop abondantes sont combattues par un travail sur les pieds, le gros orteil et le bas-ventre. Le syndrome prémenstruel entraîne un état dépressif, de l'irritabilité, des douleurs dans la poitrine, des nausées et des crampes dans le ventre. Le praticien régulera le flux de Ki par dispersion sur le méridien du Foie, et calmera l'esprit par apaisement des méridiens du Cœur et de la Rate. L'acupuncture, l'homéopathie et la phytothérapie traitent efficacement les troubles de la menstruation.

Troubles respiratoires

Le shiatsu soulage efficacement les troubles respiratoires, qui sont très nombreux. Le traitement est globalement le même que pour l'asthme et la bronchite (voir ces mots).

Varices

Les varices sont des veines superficielles distendues, qui se manifestent essentiellement dans les membres inférieurs. Si elles se situent dans la région anale, ce sont des hémorroïdes (voir ce mot). Les parois veineuses gonflent et bloquent le sang. L'obésité, les modifications hormonales et la grossesse sont des facteurs aggravants. Toutefois, la médecine orientale y voit le signe d'une faiblesse du Ki au niveau du Cœur et de la Rate. Le shiatsu appliqué à ces méridiens est donc particulièrement efficace dans la prévention des varices.

Vertige

Le vertige donne l'illusion que l'environnement se dérobe et se met à tournoyer. Il est dû à un déséquilibre entre les deux appareils vestibulaires situés dans l'oreille interne. Sauf s'il est le signe ponctuel d'un trouble ou d'une affection (accident vasculaire, traumatisme, intoxication médicamenteuse), il est associé à la peur de l'altitude ou du vide.

Le vertige est une perte des repères physiques. Les techniques de soutien du shiatsu, appliquées au ventre et aux pieds, contribuent de manière spectaculaire à restituer au receveur le sens de la stabilité, sur le plan physique et mental. Le travail sur les méridiens de l'Estomac et de la Rate consolide ces résultats, car ce sont les méridiens de l'Élément Terre, qui assure notre enracinement. Une harmonisation du méridien de la Vésicule biliaire, source d'équilibre, associée à la tonification du méridien du Rein, chargé de gérer les oreilles et de réduire les phobies, est particulièrement adaptée à la situation.

5

Remarques complémentaires

Les réactions au traitement

Il peut arriver, bien qu'assez rarement, qu'un traitement par le shiatsu provoque des effets désagréables pendant une courte période, voire une impression de désorientation légère. Ces réactions surviennent en général uniquement lorsque le corps a accumulé des toxines, que le traitement a pour effet d'évacuer. Vous ne devez pas vous en inquiéter. Au contraire, elles sont la preuve que votre corps se nettoie de l'intérieur. C'est donc un processus encourageant. Toutefois, si cela vous arrive, n'hésitez pas à en parler à votre praticien. Il saura vous rassurer, et vous donner des conseils utiles. Ce type de réactions ne se produit en principe qu'une seule fois, à l'occasion de votre première séance. Si, exceptionnellement, le phénomène persiste, sachez qu'il s'atténuera au fur et à mesure.

Constantin Hering, médecin homéopathe, est l'auteur d'une théorie appelée les « Lois de la guérison », fruit des observations qu'il a pu faire sur ses propres patients, et qui explique fort bien ces réactions paradoxales. Bien que ces lois s'appliquent à l'origine à l'homéopathie, elles restent valables pour toutes les thérapies, y compris la médecine orientale. Ce sont les suivantes :

- **Les symptômes se déplacent de l'intérieur vers l'extérieur**
  Cela signifie que si quelqu'un souffre du cœur, il aura vraisemblablement des problèmes d'intestin ou de peau au cours du traitement.

- **La guérison progresse du haut vers le bas**
  Au fur et à mesure que la guérison devient effective, les symptômes quittent le corps comme s'ils s'échappaient sous forme « liquide » d'un récipient fêlé. Une céphalée, par exemple, cédera la première, suivie par des douleurs dorsales, puis par des démangeaisons aux extrémités, dans les mains ou dans les pieds, avant disparition complète de la sensation de gêne. Cette « descente » des symptômes peut se manifester sous une autre forme, à savoir un mal de tête qui *devient* véritablement mal de dos, pour finir en démangeaisons.

- **Les symptômes réapparaissent dans l'ordre chronologique inverse**
  Les symptômes disparus reviennent parfois en cours de traitement mais, en général, dans l'ordre inverse de leur première apparition. Par exemple, l'asthme se manifeste souvent chez un patient qui a souffert d'eczéma, apparemment guéri (mais en réalité occulté) par des applications de lotion à base de stéroïdes. L'eczéma, qui s'est contenté de se « cacher » un peu plus profondément dans l'organisme, peut fort bien réapparaître après traitement de l'asthme. Ces symptômes résurgents sont en général très atténués. Il arrive même que ce soit une simple illusion ressentie par le patient : quelque temps après avoir été guéri de son asthme, il rêve qu'il souffre à nouveau d'eczéma.

Il est impossible de prévoir l'intensité avec laquelle ces réactions interviendront, ou même si elles se manifesteront. Sachez toutefois qu'elles sont le signe d'un processus de guérison. Il est très important d'en prendre conscience, pour ne pas risquer le découragement et croire que votre état empire, alors que c'est exactement le contraire.

Ces réactions surviennent en général après le traitement. Toutefois, il arrive que l'on constate une réaction émotionnelle en cours de séance. Le patient, en effet, peut être amené à révéler une partie secrète ou cachée de lui-même, pour obtenir un soutien destiné à compenser une faiblesse ou à évacuer un problème gênant. Cela n'est bien évidemment possible que si une véritable relation de confiance s'est établie entre le patient et le praticien, et si le praticien est assez bien formé pour traiter ce genre de problèmes. C'est tout à fait impossible avec un praticien novice.

La moxibustion

La moxibustion est une méthode utilisée aussi bien en shiatsu qu'en acupuncture, pour augmenter la chaleur (Yang) dans le corps et donc chasser le froid et la stagnation du Ki. Il s'agit de faire brûler une herbe de la famille de l'estragon, appelée « moxa », ou en latin : *Artemisia vulgaris.*

La moxibustion est pratiquée de trois façons différentes :

a. Une petite quantité se consume sur la peau, au niveau d'un tsubo; elle est enlevée dès que la chaleur est sensible mais avant que la peau ne soit brûlée.
b. Le produit est appliqué de la même façon, mais on intercale une couche de gingembre ou de sel, de façon à supprimer tout risque de brûlure.
c. Un petit cône de moxa est tenu au-dessus d'un tsubo, sans contact avec la peau.

La plupart des praticiens de shiatsu donnent leur préférence à cette troisième méthode. L'un des avantages est que l'on peut déplacer le cône le long d'un méridien, ou survoler le fuseau d'un muscle. Cette technique donne d'excellents résultats sur le flux de Ki dans les méridiens, et sur la circulation du sang.

Dans la mesure où la moxibustion procure de la chaleur, elle n'est utilisée que pour les personnes qui présentent des symptômes de froid. Elle est en principe inutile pour les personnes dont les symptômes sont associés à la chaleur.

Le nord de l'Europe occidentale, bien que tempéré, est une région froide et humide en comparaison des abords de la Méditerranée, par exemple. Par conséquent, nous utilisons un certain nombre de techniques de réchauffement, surtout l'hiver. La moxibustion, du même coup, est une méthode assez fréquemment utilisée dans nos régions.

Cependant, il faut savoir qu'il existe des contre-indications à la moxibustion au niveau de certains tsubos, de même que dans certaines affections. Il est donc conseillé de ne pas acheter un cône de moxa pour vous en servir n'importe comment. Si votre praticien vous en donne un pour continuer un traitement chez vous, ne l'utilisez que sur les parties du corps qu'il vous aura indiquées.

Le Sotaï

Le Sotaï est une discipline qui a pour objet de rétablir l'équilibre du corps. Après avoir mis en évidence les mouvements qui provoquent une gêne ou une douleur, les exercices sont définis et accomplis de façon à diminuer ou à supprimer cette gêne ou cette douleur. Par exemple, si vous sentez une douleur sur le côté gauche de la nuque lorsque vous tournez la tête vers la gauche, le praticien appliquera une légère résistance lorsque vous tournerez la tête vers la droite. Il répétera l'opération deux ou trois fois. Vous constaterez bientôt que la douleur a disparu, et qu'il vous est plus facile de tourner la tête à gauche.

Cette approche contredit les techniques classiques d'assouplissement qui s'attaquent directement à la zone sensible dans le but de lui redonner du tonus.

6

Témoignages et cas particuliers

L'histoire de G.

G. avait pour habitude de participer à une séance de shiatsu une fois par semaine, ce qu'il trouvait excellent pour entretenir sa vitalité. Exerçant une profession exigeante (il était médecin), il avait besoin de cette détente hebdomadaire pour faire face à ses obligations. C'est alors que sa santé commença à se détériorer.

La faiblesse de G., au départ, était qu'il manquait en permanence d'énergie. Il présentait une carence de Ki (Kyo) au niveau du méridien du Rein. D'ailleurs, cette carence était généralisée. Il avait le teint pâle, des faiblesses dans les jambes et des selles molles. Psychologiquement, il était réservé et même plutôt renfermé.

Ce patient était l'archétype de sujet présentant une défaillance des Reins. Cette défaillance était largement héréditaire, mais également entretenue par ses activités professionnelles. De constitution fragile, il était confronté à des tâches fatigantes, sinon physiquement, du moins psychologiquement. Apparemment rien, dans son régime alimentaire, ne venait aggraver cette tendance.

Le traitement que je lui appliquai reposait essentiellement sur la tonification des Reins. Je l'aidai aussi à retrouver un peu de confiance en lui. Je m'efforçai de lui redonner de l'énergie par tonification intensive du ventre et, dans le bas du dos, du méridien de la Vessie. Je l'encourageai parallèlement à se concentrer sur toutes les impressions de connexion ou de chaleur dans le ventre, et à s'imaginer en train de « recharger » concrètement ses batteries. Je pratiquai la moxibustion sur certains tsubos situés dans le bas du dos et m'appliquai à tonifier le méridien du Rein dans la poitrine, pour accroître sa confiance en lui. Après trois semaines de traitement à raison de deux séances par semaine, il manifestait un net regain de vitalité, qu'il garda pendant six mois grâce à des séances d'entretien hebdomadaires.

En octobre 1986, G. commença à souffrir de crises d'asthme, qui coïncidaient avec une augmentation de ses responsabilités professionnelles. Les Reins manifestaient de nouveau une certaine faiblesse, en même temps que le méridien du Poumon semblait saturé (Jitsu). Pourtant, il ne se souvenait pas avoir eu de crise d'asthme depuis son adolescence.

Mon traitement resta le même mais j'y ajoutai une technique appelée « tonification des deux mers de méridiens » (voir fig. 50, p. 116) pour extraire le Ki des Poumons. Cette technique met en œuvre une pression légère mais soutenue des points 6 et 17 du Vaisseau Conception (voir fig.19, p. 40), en encourageant le patient à visualiser la connexion entre les deux. Je lui administrai quelques plantes médicinales, et son état s'améliora pendant un certain temps.

Six semaines plus tard, G. présentait un méridien de la Rate curieusement plus Kyo que celui du Rein. Je tonifiai le Kyo partout où je le trouvai et m'efforçai de lui communiquer mon propre Ki. Je n'obtins que peu de résultats, si bien que je tentai la semaine suivante de stimuler l'énergie de son élément Terre. À la séance suivante, je le trouvai particulièrement froid et absent, si bien que je pratiquai la moxibustion sur divers tsubos. Je lui demandai de se tenir au chaud, de manger chaud et surtout de penser « chaud ». Je constatai un léger mieux pendant trois semaines, puis il contracta la grippe, ce qui le priva de séances pendant cinq semaines. Une fois la grippe terminée, je lui prescrivis une formule botanique pour renforcer ses défenses immunitaires. Il se sentit mieux pendant un mois, bien que très faible.

Lorsque je le revis en mars 1987, il avait beaucoup maigri et perdait ses cheveux par paquets. Je ne lui cachai pas que son état général semblait alarmant et lui demandai à quand remontaient ses dernières analyses. Il m'avoua qu'il avait consulté deux mois plus tôt et que le médecin lui avait confirmé qu'il était atteint du sida. Il était clair que G. connaissait son état depuis des mois, mais qu'il n'avait pas cru bon de m'en avertir.

Il craignait vivement que je refuse de continuer mes soins, mais je le rassurai immédiatement. Il comprenait fort bien que le shiatsu ne pouvait rien pour le guérir, mais que le mieux-être qu'il lui apporterait lui serait néanmoins bénéfique. G. parlait très librement de ce qui l'attendait, mais il est certain que la situation exigeait de ma part un maximum de tact et de sensibilité. G. appréciait le soutien que je lui offrais et il m'était reconnaissant, je crois, de le traiter exactement « comme les autres ».

À partir de ce moment, je fis de mon mieux pour nourrir au maximum ce qui lui restait de défenses et lui suggérai de recourir à d'autres spécialistes, notamment un herboriste et un homéopathe. Fort heureusement, il comptait dans son entourage professionnel un certain nombre de psychologues dont je savais qu'ils sauraient le soutenir utilement. Malgré cela, son état de santé s'aggrava rapidement, au point qu'il dut porter une pile cardiaque et tout un arsenal de tubes respiratoires. Je pensai que la fin était proche. G. m'avoua que la seule chose qui le rattachait à un sentiment d'humanité était nos séances de shiatsu. Je lui demandai s'il était prêt à partir. Il me répondit non.

À sa demande, je lui prodiguai mes soins trois fois par semaine. Je découvris assez vite que le seul traitement efficace était de réchauffer et de tonifier la région abdominale pendant dix à quinze minutes, puis de tonifier pendant trois quarts d'heure un méridien du Triple Réchauffeur complètement Kyo au niveau des cuisses.

C'est le Triple Réchauffeur qui alimente en Ki tous les méridiens et tous les organes, à partir du réservoir situé dans le Hara, pour les réchauffer et les protéger. En étendant ce Ki à la périphérie, le Triple Réchauffeur facilite la diffusion du Ki défensif. À ma grande satisfaction, G. put se passer de tous ses appareils compliqués au bout de six semaines. Je continuai le même traitement deux fois par semaine.

Ce fut le *statu quo* pendant près d'un an. Puis G. dut brusquement être hospitalisé et fut de nouveau équipé de tubes et de tuyaux. Je lui rendis visite et lui demandai : « Est-ce que tu jettes l'éponge ? » De nouveau, il répondit : « Pas encore. » Il me demanda si j'étais prêt à le soigner à l'hôpital. J'acceptai, mais j'avoue que j'étais un peu nerveux à la pensée de pratiquer mon art dans une salle d'hôpital. Heureusement, on lui donna une chambre seule. Médecin lui-même, il sut convaincre ses collègues de me laisser agir à ma guise.

Lorsque je revis mon patient, les symptômes s'étaient aggravés, malgré ou peut-être à cause du traitement médical très lourd qu'on lui administrait. Je connaissais certaines plantes susceptibles de le soulager, mais il préféra faire venir à son chevet un spécialiste un peu plus chevronné. J'accédai à sa demande et effectuai dans le même temps quelques moxibustions sur des tsubos spécifiques, suivies de pressions sur les zones Kyo des méridiens du Rein et de la Rate.

G. récupéra quelques forces et se sentit un peu mieux pendant environ un mois. Un beau matin, je vins rendre visite à l'une de ses voisines et elle m'informa que G. était mort dans la nuit. « Il m'a priée de vous dire qu'il était prêt à partir, cette fois, et que le shiatsu l'avait beaucoup aidé à accepter cette idée », me dit-elle.

G. était un homme de cœur et de réflexion, qui avait parfaitement compris les aspects subtils de soutien et de connexion d'une séance de shiatsu. Je crois que ces séances lui ont fait un bien réel, même si je n'ai rien pu faire pour le sauver. Je pense en effet que, grâce au shiatsu, il était prêt à accepter son sort.

Une histoire qui finit bien – Un changement de rythme

Jackie Keirs, danseuse et chorégraphe, est l'auteur de *Change of Rhythm*, le récit autobiographique de la façon dont elle s'est remise d'un grave accident de la route. Elle écrit des ouvrages sur le rôle de la danse dans l'éducation, et vient de réaliser une cassette vidéo sur le même sujet. Elle a fondé le Oxford Dance Theatre, dont elle est également directrice. Voici l'histoire de Jackie telle qu'elle la raconte elle-même.

« En 1978, j'ai été victime d'un grave accident. La remorque d'un camion a été projetée sur ma voiture, une Austin Mini, alors que je me rendais d'une école à une autre pour y donner un cours de danse. Heureusement, l'accident s'était produit tout près de Stoke Mandeville Hospital et, après ma désincarcération, je fus transportée en ambulance et opérée en urgence. J'avais une grave blessure à la tête et je fus incapable de bouger et de parler pendant trois semaines. J'avais perdu la mémoire, je voyais double et mon esprit était dans la confusion la plus totale.

Pourtant, ma guérison fut très rapide. Je repris mes cours à temps complet moins de six mois plus tard. Mais cette guérison était illusoire. Au cours des deux années qui suivirent, je commençai à souffrir de pénibles tensions dans la tête et, lorsque je décidai en 1980 de travailler en free-lance, cette gêne s'était transformée en vives douleurs, dans lesquelles la clinique d'Abingdon reconnut un peu plus tard une affection précise, bien qu'assez rare, le syndrome thalamique. Entre-temps, après avoir écrit sur le sujet un livre présenté à la télévision, j'ai appris que quatre autres personnes, en Angleterre, étaient victimes du même syndrome. Je ne sais pas combien il en existe ailleurs.

On me prescrivit divers traitements médicamenteux, et l'un d'eux finit par se révéler efficace pendant un certain temps. On me faisait des injections dans les ganglions du cou, pour ralentir les impulsions nerveuses. C'est en tout cas ce que j'ai compris à la longue, car personne ne s'est donné la peine de me l'expliquer. Il fut finalement décidé de s'en remettre à l'Anxon, que je supportais mieux que les autres substances et qui me permettait au moins de discipliner la douleur. Je suivis ce traitement pendant environ sept ans. Pendant tout ce temps, j'essayai d'autres techniques, l'acupuncture, l'homéopathie, les massages, les rayons... Rien ne marchait, et je commençais à désespérer.

Les laboratoires Anxon avaient été privatisés en 1985, en conséquence de quoi le médicament était impossible à obtenir sur ordonnance. Beechams réduisit la production. Lorsque je me renseignai pour savoir s'ils continueraient la fabrication, il me fut répondu que rien n'était moins sûr. On me conseilla d'essayer un autre produit très semblable, que mon médecin se ferait certainement un plaisir de me prescrire. Lorsque je me rendis chez mon pharmacien au mois d'août pour renouveler mon traitement, j'appris que le médicament avait été retiré de la vente la veille. Le produit n'était plus assez rentable.

Les effets du sevrage, s'agissant de ce type d'analgésiques, peuvent être aussi redoutables qu'avec une drogue dure, j'allais l'apprendre à mes dépens. Mon traitement n'était pas très lourd, il se réduisait à une prise par jour. Je serais curieuse de savoir comment les patients qui en prenaient plusieurs ont passé l'été ! En même temps que je subissais les conséquences de ce sevrage brutal, je souffrais des effets secondaires du Tegratol, un médicament qu'on m'avait prescrit auparavant mais que je prenais en quantité de plus en plus grande.

J'avais supporté cette douleur pendant dix ans, et j'avais appris à vivre avec. Elle était là tous les jours, dans ma tête, sur mon visage, dans mon bras, dans ma main et, pire, dans mes yeux, dès la fin de la matinée jusqu'au soir. C'était horriblement fatigant, et je devais faire une sieste tous les après-midi, juste pour trouver le temps moins long et pour me permettre de poursuivre la seule activité qui me maintenait en vie : la danse. Bien que je ne me sois pas produite sur scène depuis longtemps, la danse sous tous ses aspects – l'enseignement, la chorégraphie et, tout récemment, la mise en scène – était vraiment la seule chose qui me restait. C'était pour moi le moyen de canaliser l'énergie que me laissait la douleur, la seule distraction qui m'était permise, dans la mesure où toutes les circonstances qui me mettaient en contact avec les autres ne faisaient qu'accroître mon calvaire. C'était aussi le meilleur moyen d'exprimer ma souffrance. Il fallait bien que je la fasse sortir de moi d'une manière ou d'une autre et, puisque personne ne voulait m'entendre, il me restait la danse.

Je sentais avec acuité que toutes ces souffrances avaient une raison d'être, que je devais trouver une façon de les extérioriser et que j'avais de la chance, si l'on peut dire, d'avoir à portée de main un moyen de les magnifier par l'art. En dansant, j'avais l'occasion de sentir la douleur de manière plus profonde, de la comprendre, de l'utiliser, de la dépasser, de la décortiquer patiemment à l'usage des autres. C'est véritablement ma « danse de la douleur » que Central Television a diffusée dans le documentaire que la chaîne a réalisé sur moi et passé à l'antenne en 1986. Dans sa gestuelle, la danse est proche de la douleur. La parole n'est pas un bon support. Je me rappelle avoir décrit mes souffrances devant la personne qui dirigeait alors la clinique d'Abingdon, disant combien elles « me déchiraient, me taraudaient, me brisaient ». Elle m'interrompit en me priant de cesser de faire de la poésie...

Dès lors, pendant huit ans, deux obsessions se sont partagé ma vie : la douleur et la danse. Chaque jour était un nouveau défi, et chaque jour je me demandais si j'en verrais la fin. Deux choses me retenaient de me suicider : mon manque de courage et ma volonté de ne pas faire de peine à ma mère. Je ne craignais pas la mort en elle-même. Au contraire, je l'appelais de mes vœux.

En bref, d'une manière ou d'une autre, je tenais le coup. Puis les médicaments que je prenais ont été retirés du marché. C'était comme si le sol s'était dérobé sous mes pieds, et je n'étais plus que l'ombre de moi-même.

La souffrance devenait de jour en jour plus aiguë, je pleurais sans arrêt, ma vue se dégradait et mes vertiges s'accentuaient. Le seul effet secondaire contre lequel mon médecin m'avait mise en garde, la « bouche sèche », était noyé dans un maelström de sensations pénibles. Je ne pouvais plus conduire, et c'est tout juste si j'osais sortir à pied. De plus, je ne parvenais pas à trouver le sommeil, malgré les écharpes chaudes dont je m'enveloppais pour déguiser ma souffrance, les boules Quies qui me coupaient du bruit et les quatre comprimés de somnifère que je prenais chaque soir. Je ne pouvais plus enseigner qu'une ou deux heures par jour. Toute vie normale, la danse mise à part, m'était interdite. Pourquoi, me demandai-je, les laboratoires pharmaceutiques ne sont-ils pas tenus par la loi de faire la liste exhaustive de tous les effets secondaires de leurs produits ?

Finalement, j'ai craqué. « Je ne peux pas continuer comme ça », ai-je dit à l'un de mes amis. C'était la première fois en dix ans que j'exprimais le fond de ma pensée par des mots. Il m'emmena immédiatement chez mon médecin, mais il n'était pas là, non plus que celui de ses collègues qui suivait mon cas. Son remplaçant n'avait pas d'opinion, et ne se sentait pas en droit de prendre une décision. Je trouvai une autre amie pour me confier, une autre épaule pour m'épancher. Elle me parla d'une thérapie que je n'avais pas encore essayée. Un ami commun en pensait, semble-t-il, le plus grand bien. Il s'agissait du shiatsu.

À cette époque, le simple fait de sortir de chez moi était une épreuve de force, si bien que Sally*, la praticienne de shiatsu dont mon amie m'avait parlé, vint me rendre visite à domicile. Sa première impression est consignée dans une lettre destinée à mon médecin :

« *Dès que j'ai vu Jackie, j'ai compris qu'elle était sur le point de s'écrouler, et que seule sa volonté la maintenait en vie. Son corps semblait transparent, comme s'il allait s'envoler au premier souffle de vent.* »

---

* Sally dirige le centre ESS (European Shiatsu School) d'Oxford.

Elle me fit m'allonger sur un matelas à même le sol et, sans dire un mot, sans me poser aucune question, elle commença à me soigner avec lenteur. À genoux près de moi, elle me soutenait presque tendrement. Je garde le souvenir d'une impression tonique de chaleur humaine. Paradoxalement, je me sentis envahie par le froid, et il fallut m'envelopper dans une couverture. Quelques minutes plus tard, je me sentais mieux, et je pris rendez-vous pour une prochaine séance.

Dès ce soir-là, quelque chose a changé. J'ai pris ma voiture pour me rendre chez un ami et, au lieu de me cramponner au volant, je me suis sentie plus forte et plus calme. Je ne ressentais aucune douleur dans la tête.

Depuis ce moment, je n'ai cessé de progresser. J'ai pu me passer de médicaments en moins de deux mois, et je vis aujourd'hui une vie presque normale, sans presque aucune douleur. Au début, j'avais trois ou quatre séances par semaine, j'avais le sentiment de ne pas pouvoir m'en passer, mais je me suis sentie de plus en plus forte et, aujourd'hui, je me contente d'une séance hebdomadaire. Bien sûr, il m'arrive de ressentir des impressions pénibles, mais plus jamais cette douleur lancinante qui me tenait prisonnière. Pour la première fois, ma vue est claire, je peux toucher les choses et les sentir, et mon corps fourmille de sensations. Après des années de sécheresse, ma bouche bouillonne de salive. Mes cheveux sont doux, épais et brillants, et mes ongles brillent comme des perles. »

NOTE

Bien sûr, le shiatsu n'a pas toujours un résultat aussi spectaculaire, mais il est encourageant de savoir qu'il peut provoquer chez certaines personnes de tels changements.

Jackie a reçu en 1991 le prix Here's Health (Objectif Santé) pour son combat courageux et réussi.

Le shiatsu pour les bébés et les jeunes enfants

Au Japon, on pratique le shiatsu en famille, dans le cadre de la vie quotidienne. Nous autres Occidentaux aurions tout intérêt à agir de même. Des cours de formation accélérée sont disponibles à travers toute l'Europe grâce aux réseaux de l'European Shiatsu School et à d'autres organismes.

Au-delà de ses vertus curatives, le shiatsu aide les enfants à consolider les liens qu'ils ont avec leurs parents. De plus, il permet aux parents de remarquer de façon précoce toutes les anomalies physiques ou les mauvaises positions de leurs enfants. Ils peuvent donc faire appel sans tarder à un spécialiste. Et le shiatsu est avant toute chose une source de plaisir partagé.

Pour les bébés de moins de 18 mois, le shiatsu se limitera à des effleurements le long des méridiens, en évitant les pressions prolongées. Entre 18 mois et quatre ans, on donnera la préférence aux mouvements de balancement et aux massages doux. Après quatre ans, toutes les techniques du shiatsu sont applicables. Mais, dans la mesure où la capacité d'attention d'un enfant est réduite, il réagit mieux aux techniques de dispersion qu'aux techniques de tonification. D'ailleurs, les enfants manquent rarement de Ki.

Le shiatsu se révèle très profitable pour les enfants instables ou difficiles à gérer, à condition que vous trouviez le moyen de les intéresser à une première séance. Pour les séances suivantes, il est certain qu'ils ne se feront pas prier. Le shiatsu donne d'excellents résultats pour les enfants atteints de paralysie à la suite d'un accident cérébral à la naissance par manque d'oxygénation.

Le shiatsu pour les personnes âgées

Les personnes qui prennent de l'âge sont de plus en plus fragiles, leurs muscles se raidissent et la pratique du shiatsu doit bien évidemment être modulée en fonction de ces données. La pièce doit être mieux chauffée que pour les patients plus jeunes, et la position adaptée à un meilleur confort. Un certain nombre de techniques sont applicables en position assise, et il serait dommage de priver une personne âgée ou un infirme du merveilleux soutien que constitue le shiatsu pour des raisons matérielles. Rappelons-nous aussi que la vieillesse n'efface pas le besoin de tendresse et de contact humain.

Le shiatsu comme moyen de prévention

Nous avons vu que le shiatsu pouvait traiter efficacement un grand nombre de troubles et de dysfonctionnements. Trop souvent, les patients attendent que la maladie soit déclarée pour la combattre. Mais les mentalités sont en train de changer, et il est admis de plus en plus couramment qu'il est en notre pouvoir d'empêcher que la maladie ne se déclare. Cette prise de conscience concerne la santé physique, notamment par une amélioration de l'alimentation et la pratique d'exercices physiques, mais aussi la santé mentale.

Le shiatsu peut très facilement nous aider à rester en bonne santé ou à combattre nos maux de tous les jours, parce qu'il harmonise les énergies qui nourrissent le corps et l'esprit. Une pratique régulière permet de déceler les dysfonctionnements avant qu'ils ne soient source de gêne ou de douleur. Très souvent, l'effet relaxant du shiatsu agit même à la source de ces dysfonctionnements, dont il freine le développement.

Pratiquer le shiatsu à titre préventif est aussi important pour l'individu que d'accorder un instrument de musique avant un concert. Si l'accord est mal fait, l'orchestre fait un couac. Le manque d'harmonie ne touche pas seulement le jeu de chaque instrument, il affecte le public dans son ensemble. On peut donc penser que le manque d'harmonie de chaque individu influe sur la société tout entière. Si chacun prenait soin, à son niveau, de rester dans le ton, l'orchestre du monde jouerait sans aucun doute des morceaux inoubliables.

Le shiatsu contribue à améliorer la santé des individus, mais peut-être aussi celle de la communauté des hommes. Après tout, le premier pas vers la compréhension est le contact direct. Et quelle plus parfaite forme de contact qu'un toucher qui apaise et qui guérit?

À quelle cadence doit-on pratiquer le shiatsu? Une séance quotidienne serait le rêve, mais aucun d'entre nous ne dispose d'assez de temps et d'argent pour s'offrir plus d'une ou deux séances par semaine. Un minimum d'une séance par mois permet de retenir vos énergies et de les discipliner. De toute façon, une série de trois ou quatre séances est indispensable pour constater un résultat. Pour venir à bout d'une maladie ou d'une blessure précise, comptez un peu plus. Le mieux serait d'acquérir les bases du shiatsu avec un ami et d'en appliquer vous-même les principes. Cette solution permet de pratiquer plus souvent, et selon des horaires plus souples. Vous découvrirez du même coup la joie de donner, qui vaut bien celle que l'on éprouve à recevoir. Une cinquantaine d'heures de formation (sur quatre week-ends) vous inculqueront les données de base. Vous serez ainsi en mesure de traiter les membres de votre entourage et de leur apprendre à se relaxer. N'oubliez pas toutefois qu'il faut en moyenne trois ans pour parvenir à un niveau professionnel de compétence et confirmer ses capacités de diagnostic.

Adresses utiles

Association Gramme
22, rue Mouffetard, 75005 Paris
01 43 37 49 36

Fédération française de shiatsu médical traditionnel
3, rue Bargue, 75015 Paris
01 45 67 08 28

Fédération française de shiatsu
et disciplines associées (digitopuncture, do-in)
15, rue Esquirol, 75013 Paris
01 44 24 12 31

Où se former

L'ESS (European Shiatsu School) a son siège à Londres. L'école possède un certain nombre de succursales dans toute l'Europe. On peut obtenir tout renseignement utile auprès du Secrétariat général de l'ESS, Highbanks, Lockeridge, Marlborough, Wilts SN8 4EQ, Grande-Bretagne.

Pour d'autres informations, notamment la liste des praticiens affiliés, s'adresser à la Shiatsu Society, 14 Oakdene Road, Redhill, Surrey RH1 6BT, Grande-Bretagne.

Lectures complémentaires

Du même auteur
Shiatsu : The Complete Guide, Thorsons
Acupressure for Common Ailments, Gaia Books

Bienêtre

7242

Composition Chesteroc International Graphics
Achevé d'imprimer en France (Manchecourt)
par Maury-Eurolivres le 26 juin 2003.
Dépôt légal juin 2003. ISBN 2-290-33662-9
1er dépôt légal dans la collection : décembre 2001
Éditions J'ai lu
84, rue de Grenelle, 75007 Paris
Diffusion France et étranger : Flammarion